国家医师资格考试用书

传统医学师承人员出师和确有专长人员考核考前冲刺4套卷

试卷部分

刘恩钊 编写

中国健康传媒集团
中国医药科技出版社

内 容 提 要

传统医学师承和确有专长人员医师资格考核考试为非医学学历人员考取国家执业医师资格开辟了一条通道。为助力考生顺利通过考试，本书提供了4套冲刺试卷，可多方位满足考生的应试需求。命题精准，以考定学。试题全面对标考核所涉及的知识点，每套试卷的题型、数量、难度均力求与考试高度匹配。解析深入，以点带面。每道题目均配有答案和详尽解析，部分解析还对相关联的知识点进行了拓展，通过"以点带面"的方式，帮助考生系统回顾所学内容。考前冲刺，以练应战。方便考生以实战演练的形式，提前适应考核的节奏和氛围，并通过反复的练习提升应试能力和解题技巧。本书适合参加传统医学师承和确有专长人员医师资格考核考试的考生参阅使用。

图书在版编目（CIP）数据

传统医学师承人员出师和确有专长人员考核考前冲刺
4 套卷 / 刘恩钊编写. – – 北京：中国医药科技出版社，
2024. 11. – –（国家医师资格考试用书）. – – ISBN 978
– 7 – 5214 – 4933 – 4

Ⅰ. R2 – 44

中国国家版本馆 CIP 数据核字第 2024CM4918 号

美术编辑　陈君杞
责任编辑　高延芳
版式设计　友全图文

出版　**中国健康传媒集团**｜中国医药科技出版社
地址　北京市海淀区文慧园北路甲 22 号
邮编　100082
电话　发行：010 – 62227427　邮购：010 – 62236938
网址　www. cmstp. com
规格　787mm × 1092mm $^1/_{16}$
印张　12 $^1/_2$
字数　221 千字
版次　2024 年 11 月第 1 版
印次　2024 年 11 月第 1 次印刷
印刷　北京印刷集团有限责任公司
经销　全国各地新华书店
书号　ISBN 978 – 7 – 5214 – 4933 – 4
定价　**39.00 元**

获取新书信息、投稿、
为图书纠错，请扫码
联系我们。

出版说明

为规范传统医学师承和确有专长人员医师资格考核考试，根据《中华人民共和国医师法》第十一条的规定和医师资格考试的有关规定，原卫生部制定《传统医学师承和确有专长人员医师资格考核考试办法》（卫生部第52号令，以下简称"52号令"）。明确了以师承方式学习传统医学或者经多年传统医学临床实践医术确有专长、不具备医学专业学历的人员，可参加医师资格考试的相关政策。为非医学学历人员考取国家执业医师资格开辟了一条通道。

根据"52号令"的有关规定，国家中医药管理局制定了传统医学师承出师考核（以下简称出师考核）和传统医学医术确有专长考核（以下简称确有专长考核）实施方案。该方案是对传统医学师承和确有专长人员是否具有申请参加医师资格考试的资格评价和认定。出师考核及确有专长考核每年进行一次，具体时间由省级中医药管理部门确定，考核工作开始前3个月在辖区内进行公告。

出师考核包括临床实践技能考核和综合笔试；确有专长考核包括临床实际本领考核和综合笔试。其中，出师考核和确有专长考核的综合笔试，均采取闭卷考试方式。

综合笔试的考查范围包括中医基础理论、中医诊断学及中医经典著作等相关知识；中药的功效、应用、用法用量、使用注意等基本知识；中医临床常用方剂的功效、主治、组方原则、配伍意义、临床应用等基础知识；临床常用腧穴的定位、主治、刺灸法、临床应用等基本知识；针灸科常见病证的辨证、治法、处方、操作等知识；中医内、外、妇、儿科常见病证的病因病机、理法方药等知识。

综合笔试的题目数量为300道，满分300分，达到180分为合格。

为帮助考生快速且全面地掌握出师考核和确有专长考核的各项要求，笔者精心编写了《传统医学师承人员出师和确有专长人员考核考前冲刺4套卷》，本书具有以下特点。

一、命题精准，以考定学。试题全面对标考核所涉及的知识点，每套试卷的题型、数量、难度均力求与考试高度匹配，方便考生能够"以考定学"，在复习过程中清晰地了解考试重点与命题规律，提升学习的针对性和有效性。

二、解析深入，以点带面。每道题目均配有答案和详尽解析，部分解析还对相关联的知识点进行了拓展，通过"以点带面"的方式，帮助考生系统回顾所学内容，为顺利通过考核打下坚实基础。

三、考前冲刺，以练应战。考前冲刺4套卷的设置，方便考生以实战演练的形式，提前适应考核的节奏和氛围，并通过反复的练习提升应试能力和解题技巧，增强信心，从而以更高的专业水平和更从容的心态应对考试。

最后，衷心祝愿各位考生能够通过学习本书，顺利通过考试，早日达成所愿！

目　录

考前冲刺4套卷（一）

中医基础部分

一、**A1 型题（每道试题由一个题干和 A、B、C、D、E 五个备选答案组成。备选答案中只有一个答案为正确答案，其余四个均为干扰答案）**

1. 下列关于"症"的说法，正确的是
   A. 疾病的简称
   B. 能够反映出疾病发展过程中某一阶段病理变化的本质
   C. 机体在疾病发展过程中某一阶段的病理概括
   D. 疾病的外在表现
   E. 具有特定的症状和体征

2. 在阴阳学说中，属于"阳"范畴的是
   A. 内守的　　　B. 寒冷的
   C. 抑制的　　　D. 有形器质
   E. 功能方面

3. 根据阴阳学说，下列关于人体组织结构中的描述，正确的是
   A. 气为阴　　　B. 四肢内侧为阳
   C. 液为阴　　　D. 肌肉为阳
   E. 肾为阳

4. 在五行学说中，具有清洁、肃降性质的是
   A. 土　　　B. 水
   C. 木　　　D. 火
   E. 金

5. 根据五行学说，下列说法错误的是
   A. 五行之土对应五音之宫
   B. 五行之金对应五方之北
   C. 五行之水对应五化之藏
   D. 五行之木对应五气之风
   E. 五行之火对应五味之苦

6. 下列不属于肝病诊断依据的是
   A. 偏嗜酸　　　B. 脉弦
   C. 脾气易怒　　　D. 面色青
   E. 脉洪

7. 被称为"后天之本"的脏是
   A. 肺　　　B. 肝
   C. 心　　　D. 肾
   E. 脾

8. 肺的生理功能不包括
   A. 主治节　　　B. 主通调水道
   C. 主纳气　　　D. 主宣发肃降
   E. 主气，司呼吸

9. "乙癸同源"所指的两脏是
   A. 心、肺　　　B. 肺、肝
   C. 脾、肾　　　D. 肝、肾
   E. 心、肾

10. 肝在志为
    A. 恐　　　B. 思
    C. 喜　　　D. 怒
    E. 悲

11. 下列关于表里关系，正确的是
A. 胃与大肠　B. 心与小肠
C. 脾与胆　　D. 肾与小肠
E. 肝与膀胱

12. 被称为"元神之府"的是
A. 心　　　　B. 脑
C. 肾　　　　D. 髓
E. 胆

13. 能维护脏腑器官各自位置相对稳定功能的是
A. 气的推动作用
B. 气的防御作用
C. 气的固摄作用
D. 气的气化作用
E. 气的温煦作用

14. 患者出现吐血或鼻衄等出血表现时，说明统摄贮藏血液功能失常，其相关的脏腑是
A. 心、肺　　B. 脾、肾
C. 肝、肾　　D. 心、肝
E. 肝、脾

15. 能够将人体的五脏六腑、四肢百骸、皮肉筋脉等组织器官联结成一个有机整体的是
A. 穴位　　　B. 气血
C. 津液　　　D. 经络
E. 阴阳

16. 在十二经脉的走向规律中，足三阴经所起的位置是
A. 胸中　　　B. 足趾
C. 脚踝　　　D. 头面
E. 手指

17. 带脉的基本功能是
A. 对气血盛衰起调节蓄溢作用
B. 主司妇女的带下

C. 促进生殖之功能
D. 主司下肢运动
E. 调节十二经气血

18. 温热燥邪易侵入的门户是
A. 口鼻　　　B. 肌表
C. 胸胁　　　D. 颈部
E. 肩背

19. 暑邪的特性是
A. 炎上　　　B. 趋下
C. 多夹湿　　D. 主痛
E. 收引

20. 饮邪侵犯的部位不包括
A. 筋骨　　　B. 胸胁
C. 肠胃　　　D. 肌肤
E. 胸膈

21. 结石会阻滞气机，并可损伤的组织是
A. 六腑　　　B. 脉络
C. 筋骨　　　D. 肌肉
E. 五脏

22. 《素问·生气通天论》曰："冬伤于寒，春必病温"，指的是
A. 伏而后发　B. 继发
C. 卒发　　　D. 复发
E. 徐发

23. 根据相生规律确定的治则治法是
A. 抑木扶土法
B. 培土制水法
C. 泻南补北法
D. 益火补土法
E. 佐金平木法

24. 下列关于邪气在发病中的作用，不包括的是

A. 导致生理功能失常

B. 影响发病的性质

C. 直接导致发病

D. 影响病位

E. 某些情况下在发病中起主导作用

25. 外感风热的表现为

A. 发热重恶寒轻

B. 发热重而恶风

C. 恶寒和恶风均重

D. 恶寒重发热轻

E. 发热轻而恶风

26. 患者自觉口中有苦味，其相关病证为

A. 肝胃不和　　B. 寒湿困脾

C. 脾胃湿热　　D. 肝胆火旺

E. 食滞胃肠

27. 目眩之虚证的症状表现不包括

A. 头胀　　　　B. 气短

C. 神疲　　　　D. 耳鸣

E. 头晕

28. 病室有腐臭气，多见于

A. 失血证患者

B. 脏腑衰败，病情重笃的患者

C. 水肿晚期患者

D. 溃腐疮疡患者

E. 重症消渴病患者

29. 邪盛神乱的临床表现是

A. 突然索食，甚者暴食

B. 呆滞无光，反应迟钝

C. 言语不休，但精神烦躁

D. 两目灵活，明亮有神

E. 循衣摸床，撮空理线

30. 小儿指纹色紫红，可见于

A. 表寒证　　　B. 里热证

C. 惊风证　　　D. 血瘀证

E. 脾虚证

31. 面色淡黄而枯槁无光，多见于

A. 实热证　　　B. 脾虚湿蕴证

C. 寒湿证　　　D. 脾胃气虚证

E. 湿热证

32. 仅舌边尖略红，多见于

A. 虚热证

B. 外感表热证初起

C. 脏腑内热炽盛

D. 心火上炎

E. 肝经有热

33. 积粉苔表现为苔白如积粉，扪之不燥，多见于

A. 痰饮内停　　B. 食积

C. 燥结腑实　　D. 内痈

E. 湿浊

34. 常与胖大舌同见的舌型是

A. 老舌　　　　B. 瘦薄舌

C. 齿痕舌　　　D. 嫩舌

E. 裂纹舌

35. 自言自语，喃喃不休，见人语止，首尾不续，称为

A. 郑声　　　　B. 错语

C. 独语　　　　D. 谵语

E. 失语

36. 下列关于白喉症状的描述，错误的是

A. 咳声短促

B. 咳声如犬吠

C. 声音嘶哑

D. 肺肾阴虚，疫毒攻喉所致

E. 吸气困难

37. 重症消渴病的病机是
A. 热邪炽盛，阴液大伤，湿热熏蒸
B. 内伤诸火壅于肺而致气血壅滞
C. 脾肾衰败而湿热浊气内蕴，正衰邪恋
D. 脏腑衰败，病属危重
E. 脏腑气血受疫气熏蒸而败坏

38. 在寸口分候脏腑中，左尺脉《难经》可候的脏腑是
A. 脾、胃
B. 肝胆、膈
C. 肺、胸中
D. 肾、大肠
E. 肾、膀胱

39. 迟脉的主证是
A. 正常人、里实证、主里虚证
B. 寒证、肠热腑实证、运动员、正常人入睡后
C. 风寒表证、风热表证、虚人外感、邪盛正虚证
D. 经常进行体育锻炼者、虚热证、气血不足证
E. 气血两虚证、阴血虚证、湿证

40. 亡阴证的表现是
A. 肌肤厥冷而大汗淋漓、面色苍白、脉微欲绝
B. 身热初按热甚，久按热反转轻
C. 肌肤寒冷，伴体温偏低
D. 汗出如油而四肢肌肤尚温，脉躁疾无力
E. 身灼热而肢厥

41. 属于表证特点的是
A. 发热恶寒并见
B. 舌象多有变化
C. 脏腑气血阴阳失调

D. 但热不寒
E. 腹痛

42. 下列关于气陷证的表现，不包括的是
A. 形体消瘦
B. 脘腹坠胀感
C. 便意频频
D. 阴挺
E. 头痛眩晕

43. 以身热口渴、斑疹吐衄、烦躁谵语、舌绛、脉数为主要表现的是
A. 血热证　　B. 阴虚证
C. 血虚证　　D. 血寒证
E. 血瘀证

44. 患者症见心悸，头晕眼花，失眠，健忘，面色淡白，唇舌色淡，脉细无力。其病证为
A. 心阳虚证　B. 心气虚证
C. 心血虚证　D. 心阴虚证
E. 心脉痹阻证

45. 活血药的药味多为
A. 苦　　　　B. 甘
C. 辛　　　　D. 酸
E. 咸

46. 涩味药物的主治病证是
A. 肺虚久咳、久泻肠滑、遗精、滑精
B. 呕恶、便秘、湿证、阴虚火旺
C. 水肿、脚气、小便不利
D. 体虚多汗、肺虚久咳、久泻肠滑
E. 虚汗、泄泻、尿频、遗精、滑精、出血

47. 以一种药物为主，另一种药物为辅，辅药可以提高主药的功效。

此为

A. 相畏　　　B. 相恶

C. 相反　　　D. 相使

E. 相杀

48. 制酸止痛的海螵蛸和延胡索入汤剂，宜采用的煎服法是

A. 冲服　　　B. 泡服

C. 包煎　　　D. 烊化

E. 煎汤代水

49. 药性辛、微苦，发汗力强，为发汗解表之要药的是

A. 紫苏　　　B. 麻黄

C. 辛夷　　　D. 桂枝

E. 生姜

50. 清泻肺、胃二经气分实热之要药的是

A. 天花粉　　B. 芦根

C. 知母　　　D. 石膏

E. 淡竹叶

51. 下列关于青黛的主治病证，不包含的是

A. 温毒发斑　B. 暑热惊痫

C. 咽痛口疮　D. 痰中带血

E. 热病烦渴

52. 地骨皮既能凉血除蒸，清肺降火，还能

A. 清肝明目

B. 清疳热

C. 生津止渴

D. 截疟

E. 解毒疗疮

53. 巴豆入丸散剂，每次的用量是

A. 1～2g

B. 0.1～0.3g

C. 0.3～0.6g

D. 0.2～0.5g

E. 0.5～1g

54. 广藿香和佩兰共同的功效是

A. 化湿，解暑

B. 化湿，安胎

C. 化湿，止呕

D. 化湿，止泻

E. 化湿，温中

55. 附子有毒，煎至需口尝无麻辣感为度，一般先煎的时间为

A. 1～1.5 小时

B. 1 小时

C. 2 小时

D. 0.5～1 小时

E. 1.5～2 小时

56. 为治胸痹之要药的是

A. 木香　　　B. 佛手

C. 陈皮　　　D. 香附

E. 薤白

57. 具有杀虫消积功效的药物是

A. 贯众　　　B. 苦楝皮

C. 地肤子　　D. 使君子

E. 乌梅

58. 尤善治尿血、血淋的药物是

A. 小蓟　　　B. 槐花

C. 大蓟　　　D. 白茅根

E. 侧柏叶

59. 三七的功效是

A. 化瘀止血，通经

B. 化瘀止血，活血定痛

C. 收敛止血，消肿生肌

D. 凉血止血，生发乌发

E. 化瘀止血，利尿

60. 白芥子的功效是

A. 温肺化痰，利气散结，通络止痛

B. 降气化痰

C. 燥湿化痰，祛风解痉

D. 降气化痰，降逆止呕

E. 燥湿化痰，降逆止呕，消痞散结

61. 药性苦、甘，微寒，归肺、心经的药物是

A. 桔梗　　B. 竹茹

C. 天竺黄　D. 川贝母

E. 浙贝母

62. 磁石具有的功效是

A. 镇惊安神，平肝潜阳，收敛固涩

B. 镇惊安神，活血散瘀，利尿通淋

C. 镇惊安神，平肝潜阳，聪耳明目，纳气平喘

D. 宁心安神，祛痰开窍，消散痈肿

E. 清心镇惊，安神解毒

63. 牛黄入丸散剂，每次用量为

A. 0.15～0.35g

B. 0.2～0.3g

C. 0.1～0.2g

D. 0.05～0.1g

E. 0.5～0.6g

64. 下列关于僵蚕的主治病证，不包括的是

A. 口眼㖞斜　B. 风热头痛

C. 风湿顽痹　D. 风疹瘙痒

E. 痰核

65. 可与解表药或攻里药同用，用于气虚外感及正虚邪实之证，以扶正祛邪的药物是

A. 西洋参　　B. 玄参

C. 丹参　　　D. 党参

E. 苦参

66. 尤善治出血而致血虚者，为补血要药的是

A. 何首乌　　B. 当归

C. 白芍　　　D. 阿胶

E. 熟地黄

67. 玉竹的功效是

A. 养阴润燥，清肺生津

B. 养阴润肺，清心安神

C. 养阴润燥，生津止渴

D. 益胃生津，滋阴清热

E. 滋补肝肾，益精明目

68. 药性酸、甘，温，为治疗久咳虚喘之要药的是

A. 五味子　　B. 诃子

C. 赤石脂　　D. 乌梅

E. 肉豆蔻

69. 消法的作用不包括

A. 化痰利水　B. 行气活血

C. 消食导滞　D. 驱虫

E. 解毒

70. 药效可持久发挥，适用于外科疮疡疖肿、烧烫伤的药物剂型是

A. 蜜丸　　　B. 散剂

C. 软膏　　　D. 煎膏

E. 硬膏

71. 麻黄汤中，苦杏仁与麻黄配伍的意义是

A. 增强发汗解表，宣肺平喘之力

B. 防麻黄发汗太过而耗伤正气

C. 助麻黄发汗解表

D. 缓和麻黄的峻烈

E. 恢复肺气宣降，加强止咳平喘之功

72. 银翘散中，配伍荆芥穗、淡豆豉的原因是
A. 增强疏散风热之力
B. 增强清热生津之力
C. 增强解表散邪之力
D. 增强清热解毒之力
E. 增强辟秽化浊之力

73. 大黄牡丹汤中，能够泻热逐瘀，涤荡肠中湿热瘀结之毒的药物是
A. 牡丹皮　　B. 芒硝
C. 大黄　　　D. 桃仁
E. 冬瓜仁

74. 不属于痛泻要方药物组成的是
A. 陈皮　　　B. 白芍
C. 防风　　　D. 茯苓
E. 白术

75. 症见大热烦躁、口燥咽干、错语不眠，或热病吐血、衄血，或热甚发斑，或身热下利、或湿热黄疸，或外科痈肿疔毒，小便黄赤，舌红苔黄，脉数有力。此为三焦火毒证，宜选用的方剂是
A. 清瘟败毒散
B. 黄连解毒汤
C. 竹叶石膏汤
D. 普济消毒饮
E. 龙胆泻肝汤

76. 当归六黄汤所治之证的临床表现是
A. 夜热早凉，热退无汗，舌红苔少，脉细数
B. 发热盗汗，面赤心烦，口干唇燥，大便干结，小便黄赤，舌红苔黄，脉数
C. 气喘咳嗽，皮肤蒸热，日晡尤甚，舌红苔黄，脉细数

D. 身热下利，胸脘烦热，口中作渴，喘而汗出，舌红苔黄，脉数或促
E. 头痛目赤，胁痛，口苦，耳聋，耳肿，舌红苔黄，脉弦数有力

77. 小建中汤中，重用饴糖为君药，是因其能
A. 补脾益气
B. 温中补虚，缓急止痛
C. 温中补虚兼养阴
D. 滋养营阴，缓急止痛
E. 益气补虚，缓急止痛

78. 补中益气汤中，配伍升麻、柴胡的意义是
A. 升阳举陷　　B. 疏散退热
C. 疏肝解郁　　D. 益气调药
E. 和解少阳

79. 虚劳肺痿证表现为干咳无痰，或咳吐涎沫，量少，形瘦短气，虚烦不眠，自汗、盗汗，咽干舌燥，大便干结，脉虚数。宜选用的方剂是
A. 百合固金汤
B. 泻白散
C. 炙甘草汤
D. 麦门冬汤
E. 养阴清肺汤

80. 六味地黄丸中，能够利湿而泄肾浊，并防熟地黄之滋腻的药物是
A. 茯苓　　　B. 泽泻
C. 茵陈　　　D. 牡丹皮
E. 猪苓

81. 地黄饮子能够治疗下元虚惫，痰浊上泛所致喑痱证，其临床表现是
A. 腰膝酸软，头晕目眩，耳鸣耳

聋，盗汗，遗精，消渴，骨蒸潮热，手足心热，口燥咽干，牙齿动摇，足跟作痛，小便淋沥，以及小儿囟门不合，舌红少苔，脉沉细数

B. 全身瘦削，阳痿遗精，两目昏花，腰膝酸软，久不孕育

C. 须发早白，脱发，牙齿动摇，腰膝酸软，梦遗，肾虚不育

D. 舌强不能言，足废不能用，口干不欲饮，足冷面赤，脉沉细弱

E. 腰痛脚软，身半以下常有冷感，少腹拘急，小便不利，或小便反多，入夜尤甚，阳痿早泄，舌淡而胖，脉虚弱、尺部沉细

82. 能够敛阴止汗，益气固表，治疗体虚自汗、盗汗证的方剂是
A. 牡蛎散
B. 玉屏风散
C. 真人养脏汤
D. 四神丸
E. 炙甘草汤

83. 酸枣仁汤中，与川芎合用，共奏养血调肝之功的药物是
A. 柴胡　　　　B. 甘草
C. 知母　　　　D. 茯苓
E. 酸枣仁

84. 安宫牛黄丸能清热解毒，开窍醒神，其可治疗的病证是
A. 热盛动风证
B. 痰热闭窍证
C. 热闭心包证
D. 痰热内闭心包证
E. 邪热内陷心包证

85. 越鞠丸可治疗的病证是

A. 六郁证
B. 脾胃不和证
C. 胸痹
D. 肝气犯胃证
E. 肝郁不舒证

86. 下列不属于复元活血汤药物组成的是
A. 穿山甲、天花粉
B. 红花、柴胡
C. 当归、瓜蒌皮
D. 大黄、桃仁
E. 甘草、当归

87. 生化汤原方应用童便同煎的意义是
A. 活血祛瘀
B. 通血脉以助药力
C. 益阴化瘀，引败血下行
D. 入血散寒，温经止痛
E. 祛瘀生新，行滞止痛

88. 川芎茶调散中，用量独重的药物是
A. 羌活　　　　B. 白芷
C. 荆芥穗　　　D. 薄荷
E. 川芎

89. 麦门冬汤中，麦冬与半夏的用量比例是
A. 3：1　　　　B. 7：1
C. 5：1　　　　D. 2：1
E. 6：1

90. 五苓散中，配伍桂枝的意义是
A. 发汗解肌
B. 利水渗湿
C. 温经通脉
D. 健脾燥湿
E. 温阳化气解表

91. 应用祛痰剂时，对于表邪未解或痰

多者，要防止壅滞留邪，病久不
愈，故应慎用的药物是
A. 燥热药　　B. 寒凉药
C. 温热药　　D. 滋润药
E. 补益药

92. 健脾丸的君药是
A. 砂仁、木香
B. 白术、茯苓
C. 山楂、神曲
D. 山药、人参
E. 人参、白术

二、**B1 型题**（每道试题由 A、B、C、
D、E 五个备选答案与二个或二个
以上题干组成，五个备选答案在
前，题干在后。在一组试题中，每
个备选答案可以选用一次或多次，
也可一次都不选用）

[93～95]
A. 阴中之至阴
B. 阳中之阴
C. 阴中之阳
D. 阴中之阴
E. 阳中之阳

93. 根据阴阳学说，前半夜为
94. 根据阴阳学说，上午为
95. 根据阴阳学说，后半夜为

[96～97]
A. 木　　B. 水
C. 土　　D. 火
E. 金

96. 与五音中"角"对应的五行是
97. 与五音中"徵"对应的五行是

[98～99]
A. 心　　B. 肺
C. 脾　　D. 肝

E. 肾

98. 主运化和统血的脏腑是
99. 主宣发与肃降的脏腑是

[100～102]
A. 握　　B. 荣
C. 步　　D. 摄
E. 视

100.《素问·五藏生成》言：肝受血
而能
101.《素问·五藏生成》言：指受血
而能
102.《素问·五藏生成》言：掌受血
而能

[103～104]
A. 冲脉、带脉
B. 阴跷脉、阳跷脉
C. 督脉、任脉
D. 督脉、冲脉
E. 阴维脉、阳维脉

103. 患者，男，42 岁，下肢活动不利，
肌肉松软。其病所在的经脉是
104. 患者，女，33 岁，受凉后导致月
经不调，带下量多，色白质稀。
其病所在的经脉是

[105～106]
A. 风邪　　B. 湿邪
C. 暑邪　　D. 火邪
E. 燥邪

105. 侵犯人体，多直入气分，使腠理
开泄而多汗的邪气是
106. 常为外邪致病之先导，多兼他邪
同病的邪气是

[107～108]
A. 真实假虚
B. 因虚致实

C. 实中夹虚

D. 真虚假实

E. 虚中夹实

107. "至虚有盛候"指的是

108. "大实有羸状"指的是

[109 ~ 111]

A. 气阴不足证

B. 阳虚寒凝证

C. 脾肺气虚证

D. 肠热腑实证

E. 阴虚证

109. 便秘，兼畏寒喜热。其病证为

110. 便秘，兼见腹胀满拒按、壮热、舌红。其病证为

111. 有便意，但临厕努挣难出，或大便难解，便后乏力。其病证为

[112 ~ 113]

A. 气虚证

B. 阳气暴脱证

C. 血虚证

D. 阳虚证

E. 失血证

112. 患者面色苍白，多见于

113. 患者面色㿠白，多见于

[114 ~ 115]

A. 舌淡红，舌边有齿痕

B. 舌淡红而嫩，舌体不大，边有轻微齿痕

C. 舌淡胖大而润，舌边有齿痕

D. 舌淡胖大

E. 舌红胖大

114. 寒湿壅盛，或阳虚水停证，可见的舌象是

115. 脾虚或气虚致湿停，可见的舌象是

[116 ~ 118]

A. 大便干燥如羊屎，艰涩难下，数日一行，腹胀作痛，左少腹或可触及包块，口干，口臭，舌红少津，苔黄燥，脉细涩

B. 高热，汗多，口渴，脐腹胀满硬痛、拒按，大便秘结、恶臭，小便短黄，神昏谵语，舌红，苔焦黑起刺，脉沉数有力

C. 身热口渴，腹痛、腹胀，下痢脓血，里急后重，腹泻不爽，粪质黄稠臭秽，肛门灼热，小便短黄，舌红，苔黄腻，脉滑数

D. 胃脘灼痛、拒按，消谷善饥，口臭，牙龈肿痛溃烂，小便短黄，大便秘结，舌红苔黄，脉滑数

E. 脘腹胀满疼痛、拒按，厌食，嗳腐吞酸，矢气臭如败卵，泻下不爽，大便酸腐臭秽，舌红苔厚腻，脉沉实

116. 食滞胃肠证的临床表现是

117. 胃热炽盛证的临床表现是

118. 肠道津亏证的临床表现是

[119 ~ 120]

A. 芒硝　　　B. 五灵脂

C. 砒霜　　　D. 郁金

E. 草乌

119. 在"十九畏"中，水银畏

120. 在"十九畏"中，丁香畏

[121 ~ 122]

A. 通络　　　B. 止血

C. 助阳　　　D. 止带

E. 止痉

121. 荆芥不仅能祛风解表，透疹消疮，还具有的功效是

122. 防风不仅能祛风解表，胜湿止痛，还具有的功效是

[123~124]
    A. 金银花   B. 穿心莲
    C. 山豆根   D. 连翘
    E. 大青叶

123. 药性甘，寒，归肺、心、胃经，能够清热解毒，疏散风热的药物是

124. 药性苦，微寒，归肺、心、小肠经，能够清热解毒，消肿散结，疏散风热的药物是

[125~126]
    A. 解毒   B. 利水消肿
    C. 解表   D. 温经
    E. 和胃化湿

125. 防己既能祛风湿，止痛，又能

126. 独活既能祛风湿，止痛，又能

[127~128]
    A. 利水渗湿，泄热
    B. 利尿通淋，止痛
    C. 利水渗湿，健脾，宁心
    D. 利水渗湿
    E. 利水渗湿，健脾，除痹，清热排脓

127. 猪苓的功效是

128. 泽泻的功效是

[129~130]
    A. 薤白   B. 川楝子
    C. 香附   D. 木香
    E. 枳实

129. 能够治疗肝郁化火所致诸痛证，虫积腹痛，以及头癣、秃疮的药物是

130. 能够治疗脾胃气滞证，泻痢里急后重，以及腹痛、胁痛、黄疸，疝气疼痛的药物是

[131~132]
    A. 乳香   B. 延胡索
    C. 川芎   D. 姜黄
    E. 郁金

131. 为治头痛之要药，无论风寒、风热、风湿、血虚、血瘀均可随证配伍的药物是

132. 能"行血中气滞，气中血滞，故专治一身上下诸痛"的药物是

[133~134]
    A. 1~3g   B. 0.3~0.6g
    C. 1~2.5g   D. 0.1~0.5g
    E. 1.5~3g

133. 琥珀研末冲服，或入丸、散，一般用量为

134. 朱砂内服只宜入丸、散剂，一般用量为

[135~136]
    A. 真武汤
    B. 济川煎
    C. 苓桂术甘汤
    D. 十枣汤
    E. 实脾散

135. 咳唾胸胁引痛，心下痞硬胀满，干呕短气，头痛目眩，或胸背掣痛不得息，舌苔滑，脉沉弦。宜选用的方剂是

136. 一身悉肿，尤以身半以下为重，腹胀喘满，二便不利。宜选用的方剂是

[137~138]
    A. 芍药汤   B. 导赤散
    C. 泻白散   D. 当归六黄汤
    E. 黄连解毒汤

137. 功效为清心利水养阴的方剂是

138. 功效为泻肺清热，止咳平喘的方剂是

[139 ~ 140]

 A. 清暑利湿，疏风散热

 B. 清暑解热，化气利湿

 C. 清暑利湿

 D. 清暑益气，养阴生津

 E. 祛暑解表，清热化湿

139. 清暑益气汤的功效是

140. 六一散的功效是

[141 ~ 142]

 A. 当归补血汤

 B. 仙方活命饮

 C. 血府逐瘀汤

 D. 桃仁四物汤

 E. 四物汤

141. 可治疗妇人经期、产后血虚发热头痛的方剂是

142. 可治疗疮疡溃后因气血不足而久不愈合者的方剂是

[143 ~ 144]

 A. 高热烦躁，神昏谵语，痉厥，口渴唇焦，尿赤便闭，舌质红绛，苔黄燥，脉数有力或弦数

 B. 神昏谵语，身热烦躁，痰盛气粗，舌绛，苔黄垢腻，脉滑数

 C. 高热烦躁，头晕目眩，痰涎壅盛，神志混乱，言语不清及惊风抽搐、癫痫

 D. 高热烦躁，神昏谵语，舌謇肢厥，舌红或绛，脉实有力

 E. 突然昏倒，牙关紧闭，不省人事，苔白，脉迟

143. 安宫牛黄丸可治疗邪热内陷心包

证，其临床表现是

144. 至宝丹可治疗痰热内闭心包证，其临床表现是

[145 ~ 146]

 A. 槐花散

 B. 血府逐瘀汤

 C. 小蓟饮子

 D. 十灰散

 E. 桃核承气汤

145. 可治疗热结下焦之血淋、尿血，尿中带血，小便频数，赤涩热痛，舌红，脉数的方剂是

146. 可治疗血热妄行之上部出血证，如呕血、吐血、咯血、衄血等，血色鲜红，来势急暴，舌红，脉数的方剂是

[147 ~ 148]

 A. 温阳健脾，行气利水

 B. 温阳化饮，健脾利湿

 C. 温阳利水

 D. 益气祛风，健脾利水

 E. 利水渗湿，温阳化气

147. 实脾散的功效是

148. 真武汤的功效是

[149 ~ 150]

 A. 茵陈蒿汤

 B. 甘露消毒丹

 C. 三仁汤

 D. 八正散

 E. 平胃散

149. 功效为清热，利湿，退黄的方剂是

150. 功效为清热泻火，利水通淋的方剂是

中医临床部分

一、**A1 型题（每道试题由一个题干和 A、B、C、D、E 五个备选答案组成。备选答案中只有一个答案为正确答案，其余四个均为干扰答案）**

1. 气虚感冒的辨证要点是
   A. 干咳少痰　　　B. 反复易感
   C. 舌红少苔　　　D. 脉细数
   E. 口干咽燥

2. 人参养营汤合桃红四物汤加减，可治疗的病证是
   A. 胸痹之心血瘀阻证，伴有血瘀气滞并重，胸闷痛甚者
   B. 胸痹之心血瘀阻证，瘀血痹阻重症，胸痛剧烈者
   C. 胸痹患者猝然心痛发作者
   D. 胸痹之心血瘀阻证，伴有气虚血瘀，气短乏力，自汗，脉细弱或结代者
   E. 胸痹之气滞心胸证，胸闷心痛明显者

3. 治疗热哮宜选用的方剂是
   A. 小青龙汤加减
   B. 定喘汤加减
   C. 生脉地黄汤合金水六君煎加减
   D. 六君子汤加减
   E. 黛蛤散合泻白散加减

4. 不属于心悸病理因素的是
   A. 寒凝　　　　　B. 气滞
   C. 血瘀　　　　　D. 水饮
   E. 痰浊

5. 痫病发作的先兆症状是
   A. 头痛、憋气
   B. 胸闷、憋气
   C. 眩晕、胸闷
   D. 眩晕、呕吐
   E. 头痛、心痛

6. 对于呕吐之外邪犯胃证，宜选用的方剂是
   A. 半夏厚朴汤加减
   B. 藿香正气散加减
   C. 柴胡疏肝散加减
   D. 逍遥散加减
   E. 小柴胡汤加减

7. 痢疾初起之时，其治法应为
   A. 清热化湿解毒
   B. 收涩固脱
   C. 扶正祛邪
   D. 补虚温中，调理脾胃
   E. 调气和血

8. 症见胃脘隐隐灼痛，似饥而不欲食，口燥咽干，五心烦热，消瘦乏力，口渴思饮，大便干结，舌红少津，脉细数。其治法应为
   A. 温胃散寒，行气止痛
   B. 养阴益胃，和中止痛
   C. 温中健脾，和胃止痛
   D. 化瘀通络，理气和胃
   E. 疏肝解郁，理气止痛

9. 黄疸之湿重于热证的治法是

A. 疏肝泄热，利胆退黄

B. 清热解毒，凉血开窍

C. 清热通腑，利湿退黄

D. 利湿化浊运脾，佐以清热

E. 温中化湿，健脾和胃

10. 鼓胀之血瘀偏重的特点是

A. 腹鼓如蛙腹，按之如囊裹水

B. 腹胀叩之鼓浊兼见

C. 腹胀坚满，日久不消

D. 腹胀尿少

E. 腹胀叩之如鼓

11. 化痰祛湿，健脾和胃的治法适用于

A. 眩晕之气血亏虚证

B. 风湿头痛

C. 眩晕之肝阳上亢证

D. 肾虚头痛

E. 眩晕之痰湿中阻证

12. 水肿之水湿浸渍证，若外感风邪，肿甚而喘者，可配伍的药物是

A. 紫苏子、葶苈子

B. 羌活、白芷

C. 地龙、防风

D. 牛蒡子、桑白皮

E. 麻黄、苦杏仁

13. 淋证之虚证的临床特点是

A. 尿液清白色淡

B. 新病初起

C. 急性发作

D. 病急痛甚者

E. 尿液混浊黄赤

14. 可治疗便血之肠道湿热证的方剂是

A. 槐花散加减

B. 地榆散合槐角丸加减

C. 小蓟饮子加减

D. 归脾汤加减

E. 银翘解毒汤合地榆散加减

15. 痹证久病入络，抽掣疼痛，肢体拘挛者，多应用的药物类别是

A. 温燥药　　　　B. 辛温药

C. 活血药　　　　D. 虫类药

E. 除湿药

16. 疮疡溃破后，出现过度生长并突于疮面或暴翻于疮口之外的腐肉，称为

A. 疽　　　　　　B. 痈

C. 袋脓　　　　　D. 漏

E. 胬肉

17. 《素问·生气通天论》中言："膏粱之变，足生大丁"，指的是

A. 劳伤虚损

B. 情志内伤

C. 外感六淫

D. 感受特殊之毒

E. 饮食不节

18. 下列局部症状为阴证的是

A. 疼痛剧烈

B. 根盘收束

C. 脓质稠厚

D. 肉芽紫暗

E. 高肿突起

19. 外科疾病的治疗原则是

A. 消、通、泄

B. 清、利、消

C. 温、清、补

D. 消、托、补

E. 以上都是

20. 冲和膏的功效是

　　A. 清热解毒，消肿止痛，散瘀化痰

　　B. 润肤生肌收敛

　　C. 活血祛腐，解毒止痛，润肤生肌
　　　收口

　　D. 温经散寒，活血化瘀

　　E. 活血止痛，疏风祛寒，消肿软坚

21. 在采用扩创引流法时，扩创后须用
　　消毒棉球蘸药嵌塞疮口以祛腐的药
　　物是

　　A. 三七粉　　　　B. 七三丹

　　C. 七厘散　　　　D. 云南白药

　　E. 止血散

22. 神灯照法的功能是

　　A. 杀虫止痒

　　B. 活血消肿，解毒止痛

　　C. 解毒活血，生肌收敛

　　D. 调理气血，疏通经络，解除瘀滞

　　E. 助阳通络，消肿散坚，化腐生
　　　肌，止痛

23. 颈痈多见于儿童，其常伴有

　　A. 暑湿外感　　　B. 风寒外感

　　C. 风温外感　　　D. 风燥外感

　　E. 暑热外感

24. 治疗因肝脾湿热致丹毒时，选用的
　　方剂是

　　A. 犀角地黄汤、牛蒡解肌汤或化
　　　斑解毒汤加减

　　B. 牛蒡解肌汤、黄连解毒汤或犀角
　　　地黄汤加减

　　C. 普济消毒饮、柴胡清肝汤或竹叶
　　　黄芪汤加减

　　D. 仙方活命饮、竹叶黄芪汤或黄
　　　连解毒汤加减

　　E. 化斑解毒汤、柴胡清肝汤或龙胆
　　　泻肝汤加减

25. 乳岩发病率相对较高的人群是

　　A. 30 ~ 40 岁女性

　　B. 14 ~ 18 岁女性

　　C. 老年女性

　　D. 哺乳期妇女

　　E. 绝经期妇女

26. 血虚风燥，肌肤失养，易导致的症
　　状是

　　A. 皲裂　　　　　B. 溃疡

　　C. 苔藓样变　　　D. 糜烂

　　E. 色素沉着

27. 治疗疣，可用中药煎汤洗患处，所
　　适用的药物不包括

　　A. 土荆皮　　　　B. 木贼

　　C. 香附　　　　　D. 板蓝根

　　E. 苦参

28. 治疗因肺经风热致粉刺时，选用的
　　方剂是

　　A. 枇杷清肺饮加减

　　B. 桑菊饮加减

　　C. 银翘散加减

　　D. 千金苇茎汤加减

　　E. 黄连解毒汤加减

29. 治疗因肾气不足致尿石症时，选用
　　的方剂是

　　A. 六味地黄丸加减

　　B. 肾气丸加减

　　C. 济生肾气丸加减

　　D. 左归丸加减

　　E. 右归丸加减

30. 因脾气不健，肾阳不足，又加外受

寒冻，使寒湿之邪入侵而发病的疾病是

A. 股肿　　　　B. 脱疽

C. 筋瘤　　　　D. 臁疮

E. 血栓性浅静脉炎

31. 在月经的产生中，可将血下注冲脉，司血海之定期蓄溢，参与月经周期、经期及经量调节的脏腑是

A. 脑　　　　　B. 肝

C. 肾　　　　　D. 脾

E. 肺

32. 劳神过度，足以伤气，损伤心、脾、肾的功能，可导致的妇科疾病是

A. 经期延长

B. 胎萎不长

C. 月经后期

D. 月经过少

E. 妊娠贫血

33. 导致月经后期、月经过少、闭经、胎萎不长、产后缺乳等病产生的病机是

A. 脾失健运，湿邪内生，损伤任、带脉，致任脉不固、带脉失约

B. 脾气素虚，健运失常，气血生化不足，而脾虚血少，冲任亏虚，血海不盈

C. 脾气虚弱，中气不足，统摄无权，冲任亏虚而不固

D. 脾胃虚弱，孕后经血不泻，冲气偏盛，循经上逆犯胃，胃失和降

E. 膏粱厚味损伤脾阳，脾阳不振，运化失职，水湿流注下焦，湿

聚成寒，痰湿壅滞冲任、胞宫

34. 与天癸关系密切的经脉是

A. 督脉、任脉

B. 督脉、带脉

C. 督脉、冲脉

D. 带脉、冲脉

E. 冲脉、任脉

35. 治疗时需遵循"急则治其标，缓则治其本"原则的月经病是

A. 崩漏　　　　B. 闭经

C. 月经过多　　D. 经断复来

E. 经间期出血

36. 治疗因阴阳两虚致经间期出血时，选用的方剂是

A. 逐瘀止血汤加减

B. 归肾丸加减

C. 大补元煎加减

D. 清肝止淋汤加减

E. 两地汤合二至丸加减

37. 治疗因肾气不足致崩漏时，选用的方剂是

A. 固本止崩汤

B. 右归丸

C. 七宝美髯丹

D. 加减苁蓉菟丝子丸

E. 左归丸合二至丸

38. 不属于闭经之虚证病机的是

A. 阴虚血燥，精亏血少

B. 肝肾亏损，精血不足

C. 脾胃虚弱，气血乏源

D. 肾气不足，冲任亏虚

E. 肝气郁结，气血不畅

39. 带下过多之肝经湿热下注证的主

症是

A. 带下色白质黏，呈豆渣状，外阴瘙痒

B. 带下量多，色黄或黄绿，质黏稠，或是泡沫状，有臭气，阴痒

C. 带下量多，色黄或赤白相兼，质稠，有气味，阴部灼热感，或阴部瘙痒

D. 带下量多，黄绿如脓，或赤白相兼，或五色杂下，质黏腻，臭秽难闻

E. 带下量多，色白，如豆渣状或凝乳状，阴部瘙痒

40. 妊娠病的用药原则是

A. 发生妊娠恶阻时可适当选用法半夏等药物

B. 峻下、滑利、祛瘀、破血等药物，应慎用或禁用

C. 确有瘀阻胎元时，还须在补肾安胎的基础上适当选配活血化瘀药

D. 须严格掌握剂量和用药时间

E. 以上都是

41. 妊娠期阴道少量出血，色淡暗，腰酸，腹痛，下坠感明显，头晕耳鸣，夜尿多，眼眶暗黑，除应用补肾健脾，益气安胎之方药外，还可加入的药物是

A. 柴胡、白芍

B. 升麻、白芍

C. 柴胡、高丽参

D. 黄芪、升麻

E. 高丽参、白芍

42. 妊娠三四月后症见肢体肿胀，始于两足，渐延于腿，皮色不变，随按随起，胸闷胁胀，头晕胀痛，苔薄腻，脉弦滑。宜选用的方剂是

A. 桂枝茯苓丸加减

B. 圣愈汤加减

C. 真武汤加减

D. 天仙藤散加减

E. 白术散加减

43. 《金匮要略·妇人产后病脉证治》中言："新产妇人有三病"，其中的"三病"指的是

A. 产后血晕、产后痉证、产后缺乳

B. 产后痉证、产后郁冒、产后大便难

C. 产后腹痛、产后淋证、产后郁冒

D. 产后郁冒、产后恶露、产后缺乳

E. 产后身痛、产后汗证、产后血劳

44. 治疗因气滞血瘀致癥瘕时，选用的方剂是

A. 香棱丸加桃仁、瞿麦、八月札、海藻

B. 补肾祛瘀方加减

C. 大黄牡丹汤加木通、茯苓

D. 苍附导痰丸合桂枝茯苓丸加减

E. 益肾调经汤加减

45. 治疗因肝经湿热致阴痒时，选用的方剂是

A. 萆薢渗湿汤加减

B. 清热调血汤加减

C. 知柏地黄汤加减

D. 清肝止淋汤加减

E. 加味五苓散加减

46. 儿童生命活动的开始，起于

A. 上学   B. 初生

C. 会说话   D. 会走路

E. 胚胎

47. 小儿前囟的闭合时间为

A. 小儿出生后 12 ~ 18 个月

B. 小儿出生后 10 ~ 15 个月

C. 小儿出生后 5 ~ 6 个月

D. 小儿出生时

E. 小儿出生后 7 ~ 10 个月

48. 7 周岁孩童的血压正常值为

A. 98/59mmHg

B. 88/65mmHg

C. 92/58mmHg

D. 94/63mmHg

E. 85/56mmHg

49. 小儿"稚阳未充，稚阴未长"，指的是

A. 六气郁久，皆能化火

B. 五志过极，皆能化火

C. 脏腑娇嫩，形气未充

D. 生机蓬勃，发育迅速

E. 先天不足，后天失养

50. 小儿时时用舌舔口唇，以致口唇四周色红，或有脱屑、作痒，其病因多为

A. 心阳不足   B. 脾经伏热

C. 心脾火炽   D. 心气不足

E. 心脾积热

51. 小儿唇色红紫，多见于

A. 暴泻伤阴   B. 气滞血瘀

C. 风寒束表   D. 瘀热互结

E. 气血不足

52. 现代医学称胎黄为新生儿黄疸，与

其有关的因素是

A. 胎禀

B. 是否母乳喂养

C. 出生时清洁是否到位

D. 分娩方式

E. 胎毒

53. 一般小儿普通感冒的病邪轻浅，以肺系症状为主，其感受的邪气主要是

A. 湿邪   B. 热邪

C. 风邪   D. 寒邪

E. 时邪

54. 小儿肺炎喘嗽之痰热闭肺证的临床表现是

A. 初起证候稍轻，见发热恶风，咳嗽气急，痰稠黏或黄，口渴咽红

B. 低热起伏不定，面白少华，动则汗出，咳嗽无力，纳差便溏，神疲乏力

C. 恶寒发热，无汗，呛咳不爽，呼吸气急，痰白而稀，口不渴，咽不红

D. 发热烦躁，咳嗽喘促，呼吸困难，气急鼻扇，喉间痰鸣，口唇发绀，面赤口渴，胸闷胀满，呕吐痰涎

E. 高热烦躁，咳嗽微喘，气急鼻扇，喉中痰鸣，面色赤红，便干尿黄

55. 治疗因伤食致小儿泄泻时，选用的方剂是

A. 葛根黄芩黄连汤加减

B. 保和丸加减

C. 参苓白术散加减

D. 藿香正气散加减

E. 附子理中汤合四神丸加减

56. 小儿干疳的病机是

A. 脾胃虚寒，腐熟运化不及，乳食稍有增加，停滞不化

B. 脾胃日渐衰败，津液消亡，气血耗伤，元气衰惫

C. 后天失于调养，则脾胃怯弱

D. 脾胃虚损，运化不及，积滞内停，壅塞气机，阻滞络脉

E. 胃气未损，脾气已伤，胃强脾弱，肌肤失荣不著

57. 小儿元气未充，神气怯弱，若乍见异物，偶闻怪声，则易导致

A. 内陷心肝，扰乱神明，而致痢下臭秽，高热昏厥，抽风不止

B. 蒙蔽心包，痰动则风生

C. 心失守舍，神无所依，轻者神志不宁，惊惕不安，重者心神失主，痰涎上壅，引动肝风，发为惊厥

D. 化热化火，逆传心包，火极动风

E. 郁而化热，热极生风

58. 导致五迟、五软的先天因素不包括

A. 孕期调摄失宜

B. 堕胎不成而成胎

C. 母亲精神抑郁

D. 分娩时难产，颅内出血

E. 年高得子

59. 治疗因邪侵肺卫致小儿猩红热时，选用的方剂是

A. 沙参麦冬汤加减

B. 透疹凉解汤加减

C. 银翘散加减

D. 解肌透痧汤加减

E. 凉营清气汤加减

60. 起病较急，全身皮肤紫癜散发，尤以下肢及臀部居多，呈对称分布，色泽鲜红，大小不一，或伴痒感，可伴有发热、腹痛、关节肿痛、尿血等。此证为

A. 阴虚火旺证

B. 风热伤络证

C. 血热妄行证

D. 邪入气营证

E. 气不摄血证

61. 关于经脉的阴阳属性及阴阳气的多寡，按阳气盛衰排序正确的是

A. 阳明、太阳、少阳

B. 少阳、阳明、太阳

C. 少阳、太阳、阳明

D. 阳明、少阳、太阳

E. 太阳、阳明、少阳

62. 以足内踝尖为标志，在其上3寸，胫骨内侧缘后方的腧穴是

A. 漏谷　　　　B. 三阴交

C. 阴陵泉　　　D. 地机

E. 蠡沟

63. 正坐屈肘，掌心向胸，处于尺骨小头桡侧骨缝中的腧穴是

A. 养老　　　　B. 阳池

C. 支正　　　　D. 阳谷

E. 阳溪

64. 下关穴既能治疗牙关不利、面痛、齿痛、口眼㖞斜等面口病证，还可治疗的病证是

A. 胃痛，呕吐，噎膈

B. 头痛，眩晕，目痛

C. 腹胀，便秘，腹泻

D. 月经不调，带下，阴挺

E. 耳聋，耳鸣，聤耳

65. 足太阴脾经的主治病证不包括

A. 脾胃病   B. 胸胁痛

C. 前阴病   D. 心肺病

E. 妇科病

66. 少冲穴位于小指末节桡侧，指甲根角侧上方

A. 0.1 寸   B. 0.2 寸

C. 0.3 寸   D. 0.4 寸

E. 0.5 寸

67. 位于手内侧，第 5 掌指关节尺侧近端赤白肉际凹陷中的腧穴是

A. 后溪   B. 支正

C. 阳谷   D. 阳池

E. 养老

68. 内关穴既能治疗心痛、心动过速或过缓等心系病证，以及胃痛、呃逆等胃腑病证，还可治疗的病证是

A. 热性出血证，疔疮，癫痫

B. 湿疹，瘾疹，丹毒，皮肤瘙痒

C. 中风昏迷，中暑，烦闷，癫狂痫，口疮

D. 热病，中暑，肘臂挛痛，上肢颤动

E. 偏瘫，偏头痛，失眠，癫狂痫，肘臂挛痛

69. 行间穴的主治病证是

A. 黄疸，胁痛，腹胀，呕逆

B. 癫痫，善寐

C. 下肢痿痹，足跗肿痛

D. 呃逆，腹胀，腹泻

E. 遗尿，癃闭，五淋

70. 适宜采用俯伏坐位行针刺的腧穴是

A. 取头部的一侧、面颊及耳前后部位的腧穴

B. 取前头、颜面和颈前等部位的腧穴

C. 取后头和项、背部的腧穴

D. 取身体侧面少阳经腧穴和上、下肢部分腧穴

E. 取头、面、胸、腹部腧穴和上、下肢部分腧穴

71. 隔蒜灸能够治疗的病证是

A. 中风脱证

B. 阳痿，早泄

C. 呕吐，腹痛

D. 风寒痹痛

E. 瘰疬，肺痨

72. 远部选穴是指选取距离病痛较远处部位的腧穴，下列属于远部选穴的是

A. 上牙痛取内庭

B. 胃痛取中脘

C. 耳病取听宫

D. 眼病取睛明

E. 膝痛取膝眼

73. 针灸治疗落枕伴有背痛时，可配合使用的腧穴是

A. 肩髃   B. 肩井

C. 秉风   D. 天宗

E. 肩贞

74. 针灸治疗瘀血停胃引发的胃痛时，可配合使用的腧穴是

A. 梁门、下脘

B. 胃俞、三阴交

C. 膈俞、三阴交

D. 三阴交、内庭

E. 脾俞、胃俞

75. 通过三穴合用，使气血充足，胞宫得养，冲任自调而治疗痛经之虚证的腧穴是

A. 关元、归来、三阴交

B. 太冲、血海、三阴交

C. 中极、次髎、三阴交

D. 关元、足三里、三阴交

E. 次髎、地机、三阴交

二、A2 型题（每道试题由一个简要病历作为题干，一个引导性问题和 **A、B、C、D、E** 五个备选答案组成。备选答案中只有一个答案为正确答案，其余四个均为干扰答案）

76. 患者干咳 3 日，连声作呛，咽痒、干痛，唇鼻干燥，口干，头略痛，微恶寒，舌红干，苔薄白，脉浮数。其治法为

A. 清肺泻肝，顺气降火

B. 疏风清肺，润燥止咳

C. 疏风散寒，宣肺止咳

D. 滋阴润肺，化痰止咳

E. 疏风清热，宣肺止咳

77. 患者，女，前两日身热，时时振寒，今日出现壮热，大汗，心情烦躁，咳嗽气急，胸满作痛，转侧不利，咳吐浊痰，呈黄绿色，自觉喉间有腥味，口干咽燥，舌苔黄腻，脉滑数。宜选用的方剂是

A. 银翘散加减

B. 加味桔梗汤加减

C. 沙参清肺汤加减

D. 千金苇茎汤合如金解毒散加减

E. 白虎汤加减

78. 患者，男，51 岁，形体肥胖，胸闷重而轻微心痛，痰多气短，肢体沉重，阴雨天加重，伴有倦怠乏力，纳呆便溏，咳吐痰涎，舌体胖大边有齿痕，苔浊腻，脉滑。宜选用的方剂是

A. 瓜蒌薤白半夏汤合涤痰汤加减

B. 参附汤合右归饮加减

C. 人参养营汤合桃红四物汤加减

D. 生脉散合人参养荣汤加减

E. 枳实薤白桂枝汤合当归四逆汤加减

79. 患者，女，腹痛胀闷，痛无定处，痛引少腹，兼痛窜两胁，时作时止，矢气后缓解，情绪激动时加剧，舌淡红，苔薄白，脉弦。宜选用的方剂是

A. 良附丸合正气天香散加减

B. 小建中汤加减

C. 柴胡疏肝散加减

D. 大承气汤加减

E. 少腹逐瘀汤加减

80. 患者，男，头痛昏蒙，胸脘满闷，纳呆呕恶，舌苔白腻，脉弦滑。宜选用的方剂是

A. 羌活胜湿汤加减

B. 半夏白术天麻汤加减

C. 川芎茶调散加减

D. 芎芷石膏汤加减

E. 天麻钩藤饮加减

81. 患者出现半身不遂，患肢僵硬，拘挛变形，舌强不语，肢体、肌肉萎缩，舌淡红，脉沉细。宜选用的方

剂是

A. 参附汤合生脉散加味

B. 补阳还五汤加减

C. 涤痰汤加减

D. 解语丹加减

E. 左归丸合地黄饮子加减

82. 患者，女，65 岁，自述小便轻微涩滞，尿色淡红，心烦，腰膝酸软，神疲乏力，舌尖红，苔黄，脉滑数。宜选用的方剂是

A. 小蓟饮子加减

B. 知柏地黄丸加减

C. 石韦散加减

D. 程氏萆薢分清饮加减

E. 八正散加减

83. 患者，男，25 岁，咽痒而咳，痰中带血，口干鼻燥，舌质红，少津，苔薄黄，脉数。宜选用的方剂是

A. 泻白散合黛蛤散加减

B. 泻心汤合十灰散加减

C. 百合固金汤加减

D. 桑杏汤加减

E. 咳血方加减

84. 患者，男，67 岁，多食易饥，口渴，尿多，形体清瘦，大便干燥，苔黄，脉滑实有力。宜选用的方剂是

A. 金匮肾气丸加减

B. 消渴方加减

C. 玉女煎加减

D. 加味清胃散加减

E. 六味地黄丸加减

85. 患者，女，75 岁，身起结块，肿势平塌，根脚散漫，皮色灰暗不泽，

化脓迟缓，腐肉难脱，脓液稀少，色灰绿，闷肿胀痛，连日高热 38.7℃，小便频数，口渴喜热饮，精神萎靡，面色少华，舌质淡红，苔微黄，脉数无力。宜选用的方剂是

A. 竹叶黄芪汤加减

B. 香贝养营汤加减

C. 八珍汤合仙方活命饮加减

D. 五神汤合参苓白术散加减

E. 黄连解毒汤合仙方活命饮加减

86. 患者，女，产后 2 个月，发热 39℃，乳房肿痛，皮肤焮红灼热，肿块变软，有应指感，舌红，苔黄腻，脉洪数。宜选用的方剂是

A. 逍遥蒌贝散加减

B. 托里消毒散加减

C. 二仙汤合四物汤加减

D. 透脓散加味

E. 瓜蒌牛蒡汤加减

87. 患儿，5 周，颈部长有大小不一的肿块，色泽鲜红，边界不清，不痛不痒，伴五心烦热，面赤口渴，尿黄便干，易口舌生疮，舌质红，苔薄黄，脉细数。宜选用的方剂是

A. 芩连二母丸合凉血地黄汤加减

B. 五味消毒饮合当归芦荟丸加减

C. 丹栀逍遥散合清肝芦荟丸加减

D. 保元汤合散肿溃坚汤加减

E. 顺气归脾丸加减

88. 患者，男，43 岁，常年皮损肥厚干燥呈苔藓样，瘙痒剧烈，有抓痕及结痂，舌淡红，苔薄，脉弦细。宜选用的方剂是

A. 当归饮子合消风散加减

B. 消风散加减

C. 四物消风饮加减

D. 龙胆泻肝汤合化斑解毒汤加减

E. 消风导赤汤加减

89. 患者，女，73 岁，身起皮疹呈紫红色，灼热痒痛，伴高热，神志不清，口唇焦燥，口渴不欲饮，大便干结，小便短赤，舌红绛，苔少，脉洪数。其治法为

A. 通腑排脓，养阴清热

B. 清热凉血，解毒护阴

C. 清热利湿，解毒止痒

D. 养阴清热解毒

E. 益气养阴清热

90. 患者，25 岁，肛门松弛，内痔脱出不能自行回纳，需用手法还纳，便血色淡，伴头晕气短，面色少华，神疲自汗，纳少，便溏，舌淡，苔薄白，脉细弱。其治法为

A. 清热利湿，行气活血

B. 清热利湿止血

C. 清热凉血祛风

D. 补中益气，升阳举陷

E. 清利湿热凉血

91. 患者，男，43 岁，性欲低下，性交时不能射精，精子稀少，活力下降，伴有精神抑郁，两胁胀痛，嗳气泛酸，舌质暗，苔薄，脉弦细。宜选用的方剂是

A. 柴胡疏肝散合五子衍宗丸加减

B. 程氏萆薢分清饮加减

C. 左归丸合五子衍宗丸加减

D. 龟鹿二仙膏合五子衍宗丸加减

E. 金匮肾气丸合五子衍宗丸加减

92. 患者，女，37 岁，下肢突然粗肿，大约增粗 5cm，局部发热、发红，胀痛，活动受限，舌质红，苔黄腻，脉弦滑。宜选用的方剂是

A. 活血通脉汤加减

B. 复元活血汤加减

C. 参苓白术散加味

D. 二妙散合茵陈赤豆汤加减

E. 四妙勇安汤加味

93. 患者，11 岁，腹痛剧烈，全腹有压痛、反跳痛，腹皮挛急，高热不退，时时汗出，烦渴，恶心、呕吐，腹胀，便秘，舌红绛而干，苔黄厚干燥，脉洪数。宜选用的方剂是

A. 益胃汤合参苓白术散加减

B. 黄连解毒汤合犀角地黄汤加减

C. 大黄牡丹汤合透脓散加减

D. 大黄牡丹汤合红藤煎剂加减

E. 复方大柴胡汤加减

94. 患者，女，34 岁，近半年月经周期提前 7~9 天，经量多，色淡红，质清稀，伴有神疲乏力，气短懒言，小腹有空坠感，纳少便溏，舌淡红，苔薄白，脉细弱。其治法为

A. 清热凉血调经

B. 养阴清热调经

C. 补益肾气，固冲调经

D. 疏肝清热，凉血调经

E. 补脾益气，摄血调经

95. 患者，女，43 岁，月经周期延后，量少，色暗淡，质清稀，平素带下清稀，腰膝酸软，头晕耳鸣，面色

晦暗，舌淡，苔薄白，脉沉细。其治法为

A. 补血益气调经

B. 温经散寒调经

C. 补肾养血调经

D. 扶阳祛寒调经

E. 理气行滞调经

96. 患者，女，18岁，经血非时而下，量时多时少，时出时止，经色暗有血块，舌紫暗，边尖有瘀点，脉弦细。宜选用的方剂是

A. 滋阴固气汤加减

B. 上下相资汤加减

C. 左归丸合二至丸加减

D. 将军斩关汤加减

E. 清热固经汤加减

97. 患者，女，54岁，绝经后1年阴道出血，量少，色鲜红，质稍稠，腰膝酸软，潮热盗汗，头晕耳鸣，口咽干燥，舌质偏红，苔少，脉细数。宜选用的方剂是

A. 知柏地黄丸加阿胶、龟甲

B. 二仙汤合二至丸加菟丝子、何首乌、龙骨、牡蛎

C. 左归丸合二至丸加制首乌、龟甲

D. 易黄汤加黄芩、茯苓、泽泻、侧柏叶、大蓟、小蓟

E. 萆薢渗湿汤合桂枝茯苓丸加减

98. 患者，女，经行时出现面浮肢肿，按之没指，晨起头面肿甚，月经推迟，量多，色淡质薄，腹胀纳减，腰膝酸软，大便溏薄，舌淡，苔白腻，脉沉缓。其治法为

A. 健脾温阳利水

B. 温肾助阳，化气行水

C. 运脾化湿，通阳利水

D. 温肾化气，健脾利水

E. 理气行滞，养血调经

99. 患者，女，39岁，带下量多，黄绿如脓，质黏腻，臭秽难闻，小腹疼痛，腰骶酸痛，烦热头晕，口苦咽干，小便短赤，大便干结，舌红，苔黄，脉滑数。此证为

A. 带下过多之脾虚湿蕴化热证

B. 带下过多之阴虚夹湿证

C. 带下过多之湿热下注证

D. 带下过多之肝经湿热下注证

E. 带下过多之热毒蕴结证

100. 患者，女，妊娠27周，突感尿频、尿急、尿痛，尿意不尽，欲解不能，小便短赤，小腹坠胀，胸闷纳少，带下黄稠量多，舌红，苔黄腻，脉弦滑数。宜选用的方剂是

A. 六味地黄丸加减

B. 知柏地黄丸加麦冬、五味子、车前子

C. 八正散加减

D. 加味五苓散加减

E. 导赤散加玄参、麦冬

101. 患者，女，产后第8日，自述家属近两日患病毒性感冒，并于昨日持续高热，小腹疼痛剧烈，拒按，恶露不畅，臭秽如脓，烦渴引饮，大便燥结，舌紫暗，苔黄而燥，脉弦数。宜选用大黄牡丹皮汤，并可加入的药物是

A. 鱼腥草、大青叶、当归

B. 败酱草、大血藤、益母草

C. 连翘、金银花、柴胡

D. 桑叶、菊花、红花

E. 蒲公英、射干、牛蒡子

102. 患者，女，44 岁，月经后自觉下腹部疼痛拒按，热势起伏，寒热往来，带下量多色黄，质稠，气味臭秽，经量增多，经期延长，淋漓不止，大便燥结，小便短赤，舌红有瘀点，苔黄厚，脉弦滑。宜选用的方剂是

A. 理冲汤加减

B. 五味消毒饮合大黄牡丹汤加减

C. 银甲丸加减

D. 仙方活命饮加减

E. 清营汤加减

103. 患儿，5 岁，感冒兼见脘腹胀满，不思饮食，呕吐酸腐，口气秽浊，大便酸臭秘结，小便短黄，舌苔厚腻，脉滑。其治法为

A. 辛凉解表，清肺化痰

B. 辛热解表，宣肺化痰

C. 解表兼以消食导滞

D. 解表兼以清热镇惊

E. 清暑解表

104. 患儿，9 岁，恶寒发热，无汗，呛咳不爽，呼吸气急，痰白稀，口不渴，咽不红，舌不红，苔白腻，脉浮紧，指纹浮红。宜选用的方剂是

A. 人参五味子汤加减

B. 华盖散加减

C. 五虎汤合葶苈大枣泻肺汤加减

D. 黄连解毒汤合三拗汤加减

E. 银翘散合麻黄杏仁甘草石膏汤加减

105. 患儿，8 岁，反复感冒，喘促气短，自汗畏风，神疲懒言，形瘦纳差，面白少华，便溏，舌淡，苔薄白，脉细软。宜选用的方剂是

A. 金匮肾气丸加减

B. 大青龙汤加减

C. 小青龙汤合三子养亲汤加减

D. 麦味地黄丸加减

E. 人参五味子汤合玉屏风散加减

106. 患儿，1 岁 8 个月，大便呈蛋花汤样，泻下急迫，量多次频，气味臭秽，腹痛时作，食欲不振，神疲乏力，口渴，小便短黄，舌质红，苔黄腻，脉滑数，指纹紫。其治法为

A. 温补脾肾，固涩止泻

B. 运脾和胃，消食化滞

C. 健脾益气，助运止泻

D. 健脾益气，酸甘敛阴

E. 清肠解热，化湿止泻

107. 患儿，5 岁，形体极度消瘦，皮肤干瘪起皱，大肉已脱，呈皮包骨，貌似老人，毛发干枯，面色㿠白，精神萎靡，啼哭无力，腹凹如舟，杳不思食，便秘，舌淡嫩，苔少，脉细弱。其治法为

A. 消积理脾　　B. 补益气血

C. 健脾温阳　　D. 健脾益气

E. 调脾健运

108. 患儿，8 岁，以自汗为主，兼有盗汗，头部、肩背部明显，活动加重，神疲乏力，面色少华，平时

易患感冒，舌质淡，苔薄白，脉细弱。其治法为

A. 益气养阴   B. 调和营卫

C. 滋阴固表   D. 益气固表

E. 敛阴止汗

109. 患儿，4岁，高热不退，烦躁谵语，皮肤疹点密集成片，遍及周身，色泽紫暗，出现神昏、抽搐，舌红绛，苔黄起刺，脉数有力。宜选用的方剂是

A. 羚角钩藤汤加减

B. 宣毒发表汤加减

C. 麻黄杏仁甘草石膏汤加减

D. 安宫牛黄丸加减

E. 清咽下痰汤加减

110. 患儿，6岁，昨日突然发热，微恶风寒，头痛，颈项强硬，少汗，口渴引饮，伴有恶心、呕吐，神烦不安，舌偏红，苔黄，脉洪数。此证为

A. 乙脑之邪炽气营证

B. 乙脑之余热未尽证

C. 乙脑之邪入营血证

D. 乙脑之邪犯卫气证

E. 乙脑之痰蒙清窍证

111. 患儿，5岁，2022年7月份就诊。精神萎靡，面色苍白，下肢清冷，小便清长，频繁无度，大便稀溏，身热不退，朝盛暮衰，口渴多饮，舌淡，苔薄黄，脉细数无力。宜选用的方剂是

A. 王氏清暑益气汤加减

B. 六一散加减

C. 温下清上汤加减

D. 香薷散加减

E. 新加香薷散加减

112. 患者，女，42岁，肩膀长期酸痛，劳累加重，伴眩晕乏力。除主穴外，还可针刺的腧穴是

A. 合谷、风池

B. 内关、膈俞

C. 足三里、气海

D. 后溪、悬钟

E. 后溪、列缺

113. 患者，女，58岁，游走性手指关节疼痛，活动不便，局部灼热红肿，痛不可触，得冷则舒，舌质红，苔黄腻，脉滑数。除主穴外，还可针刺的腧穴是

A. 关元、气海

B. 大椎、曲池

C. 阴陵泉、足三里

D. 膈俞、血海

E. 肾俞、关元

114. 患者，男，60岁，1年前开窗睡觉，但醒后出现一侧面部肌肉板滞、麻木，口角下垂并歪向健侧，兼见肢体困倦无力，舌淡，苔白，脉沉细。除主穴外，还可针刺的腧穴是

A. 外关、关冲

B. 足三里、气海

C. 迎香、水沟

D. 风池、风府

E. 丝竹空、申脉

115. 患者，女，33岁，呕吐吞酸，嗳气频繁，胸胁胀满，脉弦。除主穴外，还可针刺的腧穴是

A. 期门、太冲

B. 上脘、胃俞

C. 丰隆、公孙

D. 金津、玉液

E. 脾俞、胃俞

116. 患者，男，19 岁，腹泻 1 日，大便清稀，腹痛肠鸣，身寒喜温，苔白滑，脉濡缓。除主穴外，还可针刺的腧穴是

A. 曲池

B. 中脘

C. 神阙

D. 内庭

E. 三阴交

117. 患者，女，38 岁，痛经 1 年，经期第一天小腹胀痛拒按，经血量少，行而不畅，血色紫暗有块，块下痛缓，伴有乳房胀痛，舌质紫暗，脉弦。除主穴外，还可针刺的腧穴是

A. 太冲、血海

B. 血海、太溪

C. 关元、归来

D. 气海、脾俞

E. 太溪、肾俞

118. 患者，男，36 岁，睡后遗尿 5 个月，少气懒言，食欲不振，大便溏薄，自汗出，舌淡，苔薄，脉细无力。除针刺关元、中极、膀胱俞、三阴交穴外，还可配合的腧穴是

A. 行间、阳陵泉

B. 肺俞、气海、太溪

C. 命门、太溪、阳陵泉

D. 肾俞、命门、太溪

E. 肺俞、气海、足三里

119. 患者，女，32 岁，2 年前产子后，听力下降，耳鸣如蝉，时作时止，劳累后加剧，按之鸣声减弱，伴神疲乏力，食少腹胀，便溏，脉细弱。除针刺听宫、翳风、太溪、肾俞穴外，还可配合的腧穴是

A. 丰隆、阴陵泉

B. 气海、足三里

C. 外关、合谷

D. 行间、丘墟

E. 丘墟、合谷

120. 患者，39 岁，昨日突然牙痛，牙龈红肿，伴形寒身热，脉浮数。除主穴外，还可针刺的腧穴是

A. 外关、风池

B. 听宫、阳溪

C. 太溪、行间

D. 内庭、二间

E. 胃俞、脾俞

三、B1 型题（每道试题由 A、B、C、D、E 五个备选答案与二个或二个以上题干组成，五个备选答案在前，题干在后。在一组试题中，每个备选答案可以选用一次或多次，也可一次都不选用）

[121 ~ 122]

A. 益气解表

B. 滋阴解表

C. 辛凉解表

D. 辛温解表

E. 清暑祛湿解表

121. 感冒之风热犯表证的治法是

122. 感冒之风寒束表证的治法是

[123 ~ 124]

    A. 小建中汤加减

    B. 黄芪建中汤合理中丸加减

    C. 附子理中汤加减

    D. 补中益气汤加减

    E. 二陈汤合平胃散加减

123. 胃痛之脾胃虚寒证，若伴胃脘冷痛，里寒较甚，呕吐，肢冷，宜选用的方剂是

124. 胃痛之脾胃虚寒证，若兼有形寒肢冷，腰膝酸软，宜选用的方剂是

[125 ~ 126]

    A. 枸杞子、首乌藤

    B. 杜仲、牛膝

    C. 附子、肉桂

    D. 川续断、桑寄生

    E. 巴戟天、肉苁蓉

125. 中风恢复期之气虚络瘀证，若伴腰膝酸软，可配伍的药物是

126. 中风恢复期之气虚络瘀证，若血虚甚，可配伍的药物是

[127 ~ 128]

    A. 血液多附着在粪便表面，血便不相混杂

    B. 肛门下坠，粪便表面附着鲜红或暗红色血液，晚期可混有腥臭黏液

    C. 排便时，呈喷射状或便后滴沥鲜血

    D. 排便时血色鲜红而量少，并伴剧烈疼痛

    E. 血便混杂，常伴有黏液

127. 直肠癌多以便血求治，其便血的性质为

128. 结肠癌多以腹都包块就诊，其便血的性质为

[129 ~ 130]

    A. 玉露膏   B. 四黄膏

    C. 双柏散   D. 海浮散

    E. 三黄洗剂

129. 蛇串疮的水疱破后，可外用的药物是

130. 蛇串疮有坏死者，可外用的药物是

[131 ~ 132]

    A. 枯矾、紫荆皮、土茯苓

    B. 酒大黄、紫荆皮、桑白皮

    C. 金银花、黄柏、生百部

    D. 牛蒡子、野菊花、连翘

    E. 土茯苓、紫荆皮、马齿苋

131. 接触性皮炎之湿热毒蕴证，若伴黄水多时，可加入的药物是

132. 接触性皮炎之湿热毒蕴证，若红肿面积广泛时，可加入的药物是

[133 ~ 134]

    A. 筋骨坚，发长极，身体盛壮

    B. 天癸至，任脉通，太冲脉盛，月事以时下，故有子

    C. 肾气盛，齿更发长

    D. 肾气平均，故真牙生而长极

    E. 阳明脉衰，面始焦，发始堕

133.《素问·上古天真论》所言的"女子七岁"的特点是

134.《素问·上古天真论》所言的"女子二七"的特点是

[135 ~ 136]

    A. 痛经之寒湿凝滞证

    B. 痛经之肾气亏损证

    C. 痛经之气滞血瘀证

    D. 痛经之湿热瘀阻证

E. 痛经之气血虚弱证

135. 妇人经前、经期冒雨、涉水、游泳，或久居阴湿之地，易导致的病证是

136. 妇人素体湿热内蕴，若经期不慎感受湿热之邪，与血相搏，流注冲任，蕴结胞中，气血失畅，易导致的病证是

[137 ~ 138]

　　A. 清肝利湿解毒

　　B. 补肝肾，养气血

　　C. 清利肝胆杀虫

　　D. 肝肾阴虚，血燥生风

　　E. 清热利湿，解毒杀虫

137. 阴痒之实证的治法是

138. 阴痒之虚证的治法是

[139 ~ 140]

　　A. 24kg，131cm

　　B. 26kg，133cm

　　C. 35kg，158cm

　　D. 32kg，154cm

　　E. 41kg，152cm

139. 9 周岁儿童的体重、身高约为

140. 12 周岁儿童的体重、身高约为

[141 ~ 142]

　　A. 瘀滞络闭　　　B. 邪热郁滞

　　C. 病邪深入　　　D. 实邪内滞

　　E. 瘀热内结

141. 小儿指纹出现纹色深紫时，多为

142. 小儿指纹出现纹色青紫时，多为

[143 ~ 144]

　　A. 乌梅丸加减

　　B. 理中丸加减

　　C. 使君子散加减

　　D. 交泰丸加减

　　E. 小柴胡汤加减

143. 治疗小儿肠虫证，宜选用的方剂是

144. 治疗小儿蛔厥证，宜选用的方剂是

[145 ~ 146]

　　A. 3 寸　　　　　B. 5 寸

　　C. 9 寸　　　　　D. 12 寸

　　E. 13 寸

145. 根据骨度法，耳后两乳突之间的距离是

146. 根据骨度法，两额角发际之间的距离是

[147 ~ 148]

　　A. 长针、短针的进针

　　B. 长针的进针

　　C. 短针的进针

　　D. 皮肤松弛部位的腧穴

　　E. 皮肉浅薄部位的腧穴

147. 提捏进针法，适用于

148. 指切进针法，适用于

[149 ~ 150]

　　A. 后溪、次髎

　　B. 阴陵泉、足三里

　　C. 大椎、曲池

　　D. 膈俞、血海

　　E. 外关、内关

149. 针灸治疗行痹时，不仅可针刺阿是穴、局部经穴，还可配合针刺的腧穴是

150. 针灸治疗着痹时，不仅可针刺阿是穴、局部经穴，还可配合针刺的腧穴是

考前冲刺 4 套卷（二）

中医基础部分

一、A1 型题（每道试题由一个题干和 A、B、C、D、E 五个备选答案组成。备选答案中只有一个答案为正确答案，其余四个均为干扰答案）

1. 下列关于病的认识，正确的是
   A. 具有特定的症状和体征
   B. 比症状更全面地揭示出疾病的本质
   C. 能够反映疾病发展过程中某一阶段病理变化的本质
   D. 机体在疾病发展过程中某一阶段的病理概括
   E. 人体疾病的发展趋势

2. 《素问·生气通天论》言："阳气根于阴，阴气根于阳，无阴则阳无以生，无阳则阴无以化"，指的是
   A. 阴阳互相转化
   B. 阴阳对立制约
   C. 阴阳互根互用
   D. 阴阳消长平衡
   E. 阴阳交感互藏

3. 五脏按阴阳属性划分，下列错误的表述是
   A. 肺为阴中之阳脏
   B. 心为阳中之阳脏
   C. 肾为阴中之阴脏
   D. 肝为阴中之阳脏
   E. 脾为阴中之至阴

4. "火"的性质是
   A. 温热、升腾
   B. 生长、升发
   C. 肃降、收敛
   D. 载物、生化
   E. 滋润、向下运行

5. 水不足，不能生木，导致木气虚弱，终致水竭木枯的现象是
   A. 反克传变   B. 母病及子
   C. 相侮传变   D. 子病犯母
   E. 相乘传变

6. 佐金平木法是指
   A. 肾阴不足，心火偏旺，水火不济，心肾不交之证
   B. 肺阴不足，肝火上逆犯肺之证
   C. 脾胃气虚，生化减少，而致肺气失养的肺脾气虚证
   D. 脾胃气虚，生化减少，致肺气失养
   E. 健脾利水以制约水湿停聚

7. 肝能够促进脾胃的运化和胆汁的分泌排泄，是由于
   A. 肝主条达   B. 肝主升发

C. 肝主藏血　　D. 肝主疏泄

E. 肝主运化

8. 心的生理功能是

A. 主血脉　　　B. 主藏血

C. 主运化　　　D. 主统血

E. 主纳气

9. 主要表现在血液的生成和运行方面的脏腑是

A. 心与肾　　　B. 肺与肾

C. 心与肝　　　D. 肝与肾

E. 脾与心

10. "在液为唾"的脏指的是

A. 肺　　　　　B. 肝

C. 脾　　　　　D. 肾

E. 心

11. 三焦中，"下焦如渎"所指的脏腑是

A. 脾、胃　　　B. 肝、脾

C. 肾、大肠　　D. 心、肺

E. 肝、肾

12. 下列不属于心与小肠关系的是

A. 小肠有热可循经上扰于心

B. 小肠分别清浊，其清者转化为心血

C. 气血由心输送于小肠，使小肠生理功能正常

D. 心火炽盛可以循经下移于小肠

E. 心与小肠共同调畅情志

13. 护卫肌表，防御外邪入侵的气是

A. 元气　　　　B. 宗气

C. 卫气　　　　D. 清气

E. 营气

14. 质地较清稀，流动性较大，起滋润

作用的物质是

A. 血　　　　　B. 液

C. 精　　　　　D. 津

E. 痰

15. 具有"溢奇邪""通荣卫"作用的是

A. 浮络　　　　B. 孙络

C. 皮部　　　　D. 经筋

E. 别络

16. 手厥阴心包经与手少阳三焦经相交接的部位是

A. 示指端　　　B. 无名指端

C. 小指端　　　D. 合谷穴

E. 中指端

17. 在足大趾的趾甲后方毫毛处相交接的两经是

A. 足厥阴肝经与足太阳膀胱经

B. 足阳明胃经与足太阴脾经

C. 足太阳膀胱经与足少阴肾经

D. 足少阳胆经与足厥阴肝经

E. 足少阴肾经与足太阴脾经

18. 六淫致病与生活、工作区域环境密切相关，江南地区多出现的病是

A. 寒病　　　　B. 燥病

C. 湿热病　　　D. 湿病

E. 热病

19. 其性开泄，易袭阳位的六淫邪气是

A. 燥邪　　　　B. 风邪

C. 暑邪　　　　D. 湿邪

E. 火邪

20.《素问·五脏生成》言：多食甘，则

A. 肉胝皱而唇揭

B. 筋急而爪枯

C. 皮槁而毛拔

D. 脉凝泣而变色

E. 骨痛而发落

21. 导致发狂的原因是瘀血所在的脏腑是

A. 肾　　　　B. 膀胱

C. 心　　　　D. 肝

E. 大肠

22. "邪之所凑，其气必虚"指的是

A. 邪气改变体质状态

B. 邪气导致生理功能失常

C. 邪气是发病的条件

D. 邪气导致脏腑组织的形质损害

E. 邪气影响病情

23. "邪气盛则实"指的是

A. 阴阳偏盛　B. 阴阳偏衰

C. 阴阳互损　D. 阴阳格拒

E. 阴阳亡失

24. 瘀血所致的崩漏需采用活血祛瘀的方法治疗，其治则为

A. 塞因塞用　B. 湿因湿用

C. 热因热用　D. 寒因寒用

E. 通因通用

25. 寒凝经脉阻滞的痛感是

A. 掣痛　　　　B. 胀痛

C. 冷痛　　　　D. 空痛

E. 重痛

26. 患者自觉口中黏腻不爽的原因是

A. 外感湿热，蕴结脾胃

B. 湿浊停滞、痰饮食积

C. 运化腐熟功能低下

D. 过食肥甘，滋生湿热

E. 寒水上泛

27. 患者口渴饮水不多，身热夜甚，心烦不寐，舌红绛，其病证是

A. 湿热证

B. 瘀血内阻证

C. 热入营血证

D. 痰饮内停证

E. 肝肾阴虚证

28. 可出现午后两颧潮红的病证是

A. 肝阳上亢证

B. 戴阳证

C. 实热证

D. 湿热证

E. 阴虚证

29. 五色中主寒证、血瘀的是

A. 赤色、白色

B. 黄色、青色

C. 黄色、黑色

D. 青色、黑色

E. 白色、黄色

30. 不属于阳斑特点的是

A. 脉浮滑　　　B. 舌红苔黄

C. 身热烦躁　　D. 形似锦纹

E. 斑色红紫

31. 患者平时喜好饮酒，以致湿热酒毒上泛，其舌形多为

A. 舌淡胖大

B. 舌淡胖大，有齿痕

C. 舌红胖大

D. 舌红绛有裂纹

E. 舌红绛干燥

32. 属于外感热病后期，邪热伤阴的舌象是

A. 舌红少津少苔而颤动

B. 舌红绛少苔而痿软

C. 舌淡白而颤动

D. 舌枯白无华而痿软

E. 舌红绛少津而强硬

33. 下列关于虚喘的描述，错误的是

A. 息微声低　　B. 呼出为快

C. 呼吸短浅　　D. 深吸为快

E. 急促难续

34. 导致百日咳的原因是

A. 肺肾阴虚，疫毒攻喉

B. 热邪犯肺

C. 风邪与痰热搏结

D. 寒痰湿浊停聚于肺

E. 阴虚肺燥

35. 患者口气腐臭，并咳吐脓血，多因

A. 暴饮暴食

B. 脏腑积热

C. 宿食停滞

D. 过食伤脾

E. 外感邪热内伏于肺

36. 形细而行迟，往来艰涩不畅，脉势不匀的脉象是

A. 浮脉　　　　B. 弦脉

C. 滑脉　　　　D. 涩脉

E. 迟脉

37. 主痛证的脉象是

A. 滑脉　　　　B. 紧脉

C. 促脉　　　　D. 浮脉

E. 数脉

38. 恶候的特点为

A. 肿块痛有定处

B. 肿块不规则，表面不光滑

C. 肿块推之可移

D. 肿块坚硬如石

E. 肿块推之不移

39. 虚里动高，聚而不散，为热甚，多见于

A. 心肺气绝

B. 中气不守

C. 宗气将绝

D. 痘疹将发之时

E. 心阳不足

40. 身热初按热甚，久按热反转轻，此为

A. 表热证　　　B. 实热证

C. 阴虚证　　　D. 阳虚证

E. 虚阳外越

41. 以五脏气血阴阳亏虚为主要表现，多见于慢性疾病或病变后期的病证是

A. 里证　　　　B. 虚证

C. 寒证　　　　D. 阳证

E. 实证

42. 闭经 4 个月，乳房胀痛，胁肋胀闷，走窜疼痛，情志抑郁，性急易怒，舌紫暗，脉弦涩的辨证应为

A. 气血两虚证

B. 气滞血瘀证

C. 气随血脱证

D. 气虚血瘀证

E. 气不摄血证

43. 不属于肝郁气滞证临床表现的为

A. 咽部异物感

B. 少腹胀满窜痛

C. 颈部瘿瘤

D. 头重脚轻

E. 月经不调

44. 不属于胃热炽盛证临床表现的是

A. 胃脘灼痛

B. 消谷善饥

C. 齿衄

D. 渴喜冷饮

E. 恶心、呕吐

45. 与酸味药的作用相似，有收敛作用的味是

A. 咸　　　B. 淡

C. 甘　　　D. 辛

E. 涩

46. 下列关于"十九畏"的说法，错误的是

A. 巴豆畏牵牛子

B. 人参畏藜芦

C. 硫黄畏朴硝

D. 狼毒畏密陀僧

E. 草乌畏犀角

47. 药性辛、甘，温，能发汗解肌，温经通脉，助阳化气的药物是

A. 紫苏　　　B. 桂枝

C. 香薷　　　D. 麻黄

E. 荆芥

48. 薄荷和蔓荆子同具有的功效是

A. 清利头目　　B. 平抑肝阳

C. 疏肝解郁　　D. 利咽透疹

E. 息风止痉

49. 夏枯草既能清热泻火，明目，又能

A. 润肠通便　　B. 散结消肿

C. 消肿排脓　　D. 凉血解毒

E. 生津润燥

50. 能够利咽的药物有

A. 山豆根、马勃、射干

B. 石膏、黄芩、白头翁

C. 半枝莲、马齿苋、山豆根

D. 贯众、重楼、蒲公英

E. 紫花地丁、青黛、土茯苓

51. 不属于大黄主治病证的是

A. 实热便秘

B. 血热吐衄，目赤咽肿

C. 湿热痢疾、黄疸

D. 虫积腹痛

E. 热毒疮疡，烧烫伤

52. 木瓜的功效是

A. 祛风湿，止痛

B. 祛风湿，温经止痛

C. 祛风湿，通络止痛

D. 祛风湿，利关节

E. 舒筋活络，和胃化湿

53. 茯苓既能利水渗湿，又能

A. 健脾，宁心

B. 宁心，除烦

C. 健脾，除痹

D. 健脾，止泻

E. 泄热，除烦

54. 为治疗湿热黄疸之要药的是

A. 石韦　　　B. 茵陈

C. 金钱草　　D. 海金沙

E. 虎杖

55. 肉桂的性味归经是

A. 辛、苦，温。归脾、肺经

B. 辛，热。归脾、胃、肾、心、肺经

C. 辛、甘，大热。有毒。归心、肾、脾经

D. 辛、甘，大热。归肾、脾、心、肝经

E. 辛、苦，热。有小毒。归肝、脾、胃、肾经

56. 薤白的功效是

A. 破气消积，化痰除痞

B. 通阳散结，行气导滞

C. 疏肝解郁，理气和中

D. 行气止痛，温肾散寒

E. 理气和中，燥湿化痰

57. 若出血过多，气随血脱者，宜使用的药物是

A. 收敛止血药

B. 化瘀止血药

C. 凉血止血药

D. 大补元气药

E. 温经止血药

58. 桃仁除能活血祛瘀外，还能

A. 润肠通便，止咳平喘

B. 行气止痛，消肿生肌

C. 行气解郁，清心凉血

D. 凉血消痈，除烦安神

E. 利尿消肿，清热解毒

59. 下列关于艾叶的描述，错误的是

A. 为治疗妇科下焦虚寒或寒客胞

宫之要药

B. 尤宜治疗崩漏

C. 尤善调经

D. 为妇科安胎之要药

E. 对血热夹瘀的各种出血证尤宜

60. 为止呕之要药，尤对痰饮或胃寒呕吐为宜的药物是

A. 旋覆花

B. 半夏

C. 白前

D. 白芥子

E. 天南星

61. 有毒，内服不可过量或持续服用，孕妇及肝肾功能不全者禁服的药物是

A. 朱砂　　B. 磁石

C. 琥珀　　D. 龙骨

E. 合欢皮

62. 用于治疗痉挛抽搐，疮疡肿毒，以及顽固性偏正头痛的药物是

A. 全蝎　　B. 天麻

C. 蜈蚣　　D. 钩藤

E. 牛黄

63. 石菖蒲的功效是

A. 开窍醒神，活血通经

B. 开窍醒神，化湿和胃，宁神益智

C. 开窍醒神，辟秽，止痛

D. 开窍醒神，清热止痛

E. 开窍醒神，消肿止痛，催生下胎

64. 山药不仅可治疗脾、肺、肾虚证，还可治疗

A. 阴血不足证

B. 消渴之气阴两虚证

C. 气血两虚证

D. 心阳虚证

E. 肝阴虚证

65. 菟丝子既能补肾益精，养肝明目，又能

A. 祛风湿，除痹

B. 止血，安胎

C. 强筋骨，安胎

D. 止泻，安胎

E. 调冲任，托疮毒

66. 下列不属于续断功效的是

A. 补益肝肾

B. 止崩漏

C. 祛风除湿

D. 强筋健骨

E. 疗伤续折

67. 阿胶性甘，平，其功效是

A. 补血调经，活血止痛，润肠通便

B. 养血敛阴，柔肝止痛

C. 补益精血，固肾乌须

D. 补血养阴，填精益髓

E. 补血，滋阴，润肺，止血

68. 五味子的功效是

A. 涩肠止泻，敛肺止咳，利咽开音

B. 涩肠止泻，收敛止血，敛疮生肌

C. 涩肠止泻，温中行气

D. 收敛固涩，益气生津，滋肾宁心

E. 敛肺止咳，涩肠止泻，生津止渴

69. 反佐药指的是

A. 能调和方中诸药作用的药物

B. 能引导方中诸药达到病所的药物

C. 配合君、臣药以加强治疗作用的药物

D. 用以消除或减弱君、臣药毒性的药物

E. 病重邪甚出现拒药时，配用与君药性味相反而又能在治疗中起相成作用的药物，以防药病格拒

70. 小青龙汤中配伍五味子、白芍的意义是

A. 调和辛散酸收之品

B. 化气行水以利里饮之化

C. 增强止咳平喘，制约诸药辛散温燥太过

D. 燥湿化痰，和胃降逆

E. 宣发肺气而平喘咳

71. 主治外感风邪，邪热壅肺证的方剂是

A. 桑菊饮

B. 小青龙汤

C. 桂枝汤

D. 麻黄杏仁甘草石膏汤

E. 银翘散

72. 十枣汤中能善行经隧水湿的药物是

A. 大戟　　B. 芫花

C. 甘遂　　D. 大枣

E. 大黄

73. 可使肝郁得疏，血虚得养，脾弱得复，气血兼顾，体用并调，肝脾同治，为调肝养血之名方的是

A. 逍遥散

B. 大柴胡汤

C. 蒿芩清胆汤

D. 小柴胡汤

E. 半夏泻心汤

74. 清营汤中能够助君药清营凉血解毒的药物是

A. 黄连、麦冬、连翘

B. 竹叶心、金银花、连翘

C. 生地黄、玄参、麦冬

D. 丹参、金银花、玄参

E. 竹叶心、丹参、黄连

75. 龙胆泻肝汤中骤用大剂苦寒降泄之品，恐肝胆之气被郁，又虑折伤肝胆生发之气，为此所配伍的药物是

A. 泽泻　　　B. 车前子

C. 木通　　　D. 柴胡

E. 栀子

76. 白头翁汤的功效是

A. 清泻肝胆实火，清利肝经湿热

B. 清热解毒，凉血止痢

C. 清热燥湿，调气和血

D. 养阴透热

E. 清热解毒，疏风散邪

77. 不属于阳和汤药物组成的是

A. 熟地黄　　B. 甘草

C. 肉桂　　　D. 鹿角胶

E. 干姜

78. 香砂六君子汤是在四君子汤基础上增加了四味药，不包括

A. 砂仁　　　B. 茯苓

C. 半夏　　　D. 陈皮

E. 木香

79. 症见头晕目眩，心悸失眠，面色无华，妇人月经不调，量少或经闭不行，脐腹作痛，甚或瘕块硬结，舌淡、口唇、爪甲色淡，脉细弦或细涩。宜选用的方剂是

A. 生化汤　　B. 圣愈汤

C. 胶艾汤　　D. 四物汤

E. 温经汤

80. 当归补血汤中黄芪与当归的用量配比是

A. 1：5　　　B. 3：1

C. 1：2　　　D. 1：3

E. 5：1

81. 胸脘胁痛，吞酸吐苦，咽干口燥，舌红少津，脉细弱或虚弦。宜选用的方剂是

A. 地黄饮子　B. 一贯煎

C. 四物汤　　D. 四君子汤

E. 玉屏风散

82. 不属于四神丸药物组成的是

A. 补骨脂　　B. 肉豆蔻

C. 吴茱萸　　D. 五味子

E. 肉桂

83. 症见神志不安，心悸健忘、虚烦失眠，在予以安神药的同时还应采取的治法是

A. 祛瘀　　　B. 补益

C. 攻下　　　D. 祛痰

E. 清热泻火

84. 朱砂安神丸以朱砂为君药，是因其既能重镇安神，又能

A. 平肝潜阳　B. 益胃和中

C. 清热解毒　D. 清心经火

E. 聪耳明目

85. 症见高热烦躁，神昏谵语，痉厥，口渴唇焦，尿赤便闭，舌质红绛，

苔黄燥，脉数有力或弦数。宜选用的方剂是

A. 至宝丹　　B. 安宫牛黄丸

C. 抱龙丸　　D. 紫雪

E. 苏合香丸

86. 苏子降气汤以紫苏子为君药的原因是

A. 解表散寒，行气宽中

B. 降气平喘，祛痰止咳

C. 止咳平喘，润肠通便

D. 润肺化痰止咳

E. 润肺下气，止咳化痰

87. 血府逐瘀汤中与桔梗、枳壳同用，可起到升、降、开并施，尤善理气行滞，使气行则血行的药物是

A. 牛膝　　B. 柴胡

C. 红花　　D. 桃仁

E. 当归

88. 属于镇肝熄风汤药物组成的是

A. 鳖甲、煅牡蛎

B. 石决明、珍珠母

C. 龟甲、川楝子

D. 夜交藤、龟甲

E. 羚羊角、钩藤

89. 温燥伤肺，气阴两伤证表现为身热头痛，干咳无痰，气逆而喘，咽喉干燥，鼻燥，心烦口渴，胸满胁痛，舌干少苔，脉虚大或数。宜选用的方剂是

A. 麦门冬汤

B. 清燥救肺汤

C. 百合固金汤

D. 养阴清肺汤

E. 增液汤

90. 能够治疗中阳不足之痰饮的方剂是

A. 真武汤

B. 实脾散

C. 猪苓汤

D. 苓桂术甘汤

E. 防己黄芪汤

91. 痹证日久，肝肾两虚，气血不足证的表现为腰膝疼痛、痿软，肢节屈伸不利，或麻木不仁，畏寒喜温，心悸气短，舌淡苔白，脉细弱。宜选用的方剂是

A. 复元活血汤

B. 防己黄芪汤

C. 独活寄生汤

D. 肾气汤

E. 补阳还五汤

92. 乌梅丸能够治疗脏寒蛔厥证，是因为其可以

A. 清热安蛔

B. 温中安蛔

C. 杀虫消积，健脾清热

D. 杀肠中诸虫

E. 温脏安蛔

二、**B1型题（每道试题由A、B、C、D、E五个备选答案与二个或二个以上题干组成，五个备选答案在前，题干在后。在一组试题中，每个备选答案可以选用一次或多次，也可一次都不选用）**

[93~94]

A. 阴胜则寒　　B. 阴阳转化

C. 阳虚则寒　　D. 阳胜则热

E. 阴虚则热

93. 可见腹痛、腹泻、喜热等症的是

94. 可见口渴喜饮、便干溲少等症的是

[95～96]

    A. 母子同病　B. 子病犯母

    C. 子盗母气　D. 母病累子

    E. 母病及子

95. 火旺导致木亢，终至木火皆亢，这一现象称为

96. 木不足导致水枯，终至木水皆不足，这一现象称为

[97～98]

    A. 肝脾　　　B. 肺脾

    C. 心肝　　　D. 肺肾

    E. 肝肾

97. 与津液代谢和呼吸运动密切相关的两个脏腑是

98. 在血液与神志方面依存与协同的两个脏腑是

[99～100]

    A. 三焦　　　B. 小肠

    C. 胆　　　　D. 胃

    E. 大肠

99. 主通降的脏腑是

100. 主决断的脏腑是

[101～102]

    A. 足太阴脾经与手少阴心经

    B. 足阳明胃经与手阳明大肠经

    C. 手厥阴心包经与手少阳三焦经

    D. 足厥阴肝经与手太阴肺经

    E. 手厥阴心包经与足少阴肾经

101. 交接于胸中的两经是

102. 交接于肺中的两经是

[103～105]

    A. 小便短赤　B. 喜热饮

    C. 目睛上视　D. 心烦

    E. 胸闷恶心

103. 火易伤津耗气，易出现的临床表现是

104. 火热易生风动血，易出现的临床表现是

105. 火性炎上，易出现的临床表现是

[106～108]

    A. 脉凝泣而变色

    B. 皮槁而毛拔

    C. 骨痛而发落

    D. 肉胝皱而唇揭

    E. 筋急而爪枯

106. 《素问·五脏生成》言：多食酸，则

107. 《素问·五脏生成》言：多食苦，则

108. 《素问·五脏生成》言：多食辛，则

[109～110]

    A. 醒时经常汗出，活动后更甚的症状

    B. 睡则汗出，醒则汗止的症状

    C. 病情危重时，大汗不止

    D. 先见恶寒战栗而后汗出的症状

    E. 可导致亡阴或亡阳的症状

109. 自汗是指

110. 盗汗是指

[111～112]

    A. 面黑干焦

    B. 眼眶周围发黑

C. 面黑暗淡

D. 面黑如炭

E. 面色黧黑

111. 肾阳虚证的面色为

112. 肾阴虚证的面色为

[113 ~ 114]

A. 精血受伤，筋脉失养

B. 脏腑精气衰

C. 脾气虚衰，或外伤所致

D. 肝风内动

E. 先天不足，脾肾亏虚

113. 双睑下垂的病机是

114. 单睑下垂的病机是

[115 ~ 116]

A. 血虚不润

B. 久病阴虚火旺

C. 阳虚水停

D. 阳虚阴盛

E. 血瘀

115. 导致舌色紫暗，或舌上有瘀斑的因素是

116. 导致舌淡白有裂纹的因素是

[117 ~ 118]

A. 脏气衰败

B. 跌打损伤、惊恐、疼痛

C. 气血不足证

D. 寒证、痰证、瘀血证

E. 气血痰食停滞

117. 脉结有力，多主的病证是

118. 脉结无力，多主的病证是

[119 ~ 120]

A. 清肺润燥　B. 宣肺祛痰

C. 清利头目　D. 利咽透疹

E. 清热解毒

119. 桑叶既能疏散风热，平抑肝阳，清肝明目，还可

120. 菊花既能疏散风热，平抑肝阳，清肝明目，还可

[121 ~ 122]

A. 夏枯草　　B. 天花粉

C. 淡豆豉　　D. 芦根

E. 栀子

121. 能治疗目赤肿痛，头痛眩晕，目珠夜痛，以及瘰疬、乳痛肿痛的药物是

122. 能治疗热病烦渴，肺热燥咳，内热消渴，以及疮痈肿毒的药物是

[123 ~ 124]

A. 润肠通便

B. 泻下攻积，润燥软坚，清热消肿

C. 泻下攻积，清热泻火

D. 润肠通便，利水消肿

E. 泻下通便

123. 郁李仁的功效是

124. 芒硝的功效是

[125 ~ 126]

A. 脚气水肿

B. 风疹湿疮、疮痈

C. 湿热黄疸

D. 风湿痹痛、半身不遂

E. 水肿，小便不利

125. 豨莶草制用，善于治疗的病证是

126. 豨莶草生用，善于治疗的病证是

[127 ~ 128]

A. 莱菔子　　B. 鸡内金

C. 麦芽　　　D. 神曲

E. 山楂

127. 丸剂中如有金石药，可加入助消化的药物是

128. 研末服效果比煎剂好的药物是

[129～130]

  A. 破血续伤，补肾强骨

  B. 破血通经，逐瘀消癥

  C. 破血行气，消积止痛

  D. 散结消肿，通络止痛

  E. 破血逐瘀，续筋接骨

129. 莪术的功效是

130. 水蛭的功效是

[131～132]

  A. 散结消痈　B. 疏散风热

  C. 清心定惊　D. 利水消肿

  E. 润肠通便

131. 浙贝母既能清热化痰，又能

132. 天竺黄既能清热化痰，又能

[133～134]

  A. 补肾助阳

  B. 解毒杀虫止痒

  C. 温肾壮阳

  D. 补火助阳通便

  E. 燥湿祛风

133. 硫黄内服的功效为

134. 硫黄外用的功效为

[135～136]

  A. 桑菊饮

  B. 麻黄杏仁甘草石膏汤

  C. 银翘散

  D. 小青龙汤

  E. 麻黄汤

135. 可治疗风温初起，表热轻证的方剂是

136. 可治疗温病初起的方剂是

[137～138]

  A. 犀牛角　　B. 金银花

  C. 连翘　　　D. 生地黄

  E. 栀子

137. 不属于清营汤的药物是

138. 不属于清瘟败毒饮的药物是

[139～140]

  A. 泻白散

  B. 玉女煎

  C. 白头翁汤

  D. 黄连解毒汤

  E. 清胃散

139. 胃热阴虚所致的头痛，牙痛，齿松牙衄，烦热干渴，舌红苔黄而干。宜选用的方剂是

140. 阳火牙痛所致的牙痛牵引头脑，面颊发热，其齿喜冷恶热，牙龈红肿溃烂，口气热臭，口干舌燥，舌红苔黄，脉滑数。宜选用的方剂是

[141～142]

  A. 脾胃久虚，呕吐泄泻，频作不止，津液枯竭，口渴烦躁，但欲饮水，乳食不进，羸瘦困劣

  B. 怠惰嗜卧，饮食无味，体酸重，肢节痛，口苦舌干，大便不利，小便频数，或见恶寒，舌淡苔白腻，脉沉无力

  C. 饮食不化，胸脘痞闷，肠鸣泄泻，四肢乏力，形体消瘦，面色萎黄，舌淡苔白腻，脉虚缓

D. 面色萎白，语声低微，气短乏力，食少便溏，舌淡苔白，脉弱

E. 饮食减少，体倦肢软，少气懒言，面色萎黄，大便稀溏，舌淡，脉虚；脱肛，子宫脱垂，久泻久痢，崩漏等

141. 补中益气汤可治疗的症状是

142. 参苓白术散可治疗的症状是

[143～144]

A. 温经散寒，养血祛瘀

B. 活血消癥，祛瘀生新

C. 活血祛瘀，缓消癥块

D. 温阳健脾，养血止血

E. 养血祛瘀，温经止痛

143. 温经汤的功效是

144. 生化汤的功效是

[145～146]

A. 海浮石　　B. 诃子

C. 瓜蒌仁　　D. 青黛

E. 栀子

145. 咳血方中具有清热凉血，泻火除烦的药物是

146. 咳血方中具有清肝泻火，凉血止血的药物是

[147～148]

A. 头晕胀痛，耳鸣心悸，面红如醉，或手足躁扰，甚则瘛疭，舌红，脉弦数

B. 头痛，眩晕，失眠多梦，或口苦面红，舌红苔黄，脉弦或数

C. 手足瘛疭，形消神倦，舌绛少苔，脉气虚弱，时时欲脱

D. 高热不退，烦闷躁扰，手足抽搐，发为痉厥，甚则神昏，舌绛而平，或舌焦起刺，脉弦数

E. 头目眩晕，目胀耳鸣，脑部热痛，面色如醉，心中烦热，或时常噫气，或肢体渐觉不利，口眼渐渐㖞斜，甚见眩晕颠仆，昏不知人，移时始醒，或醒后不能复原，脉弦长有力

147. 天麻钩藤饮可治疗肝阳偏亢，肝风上扰证，其临床表现是

148. 镇肝熄风汤可治疗类中风，其临床表现是

[149～150]

A. 二陈汤

B. 贝母瓜蒌散

C. 半夏白术天麻汤

D. 清气化痰丸

E. 苏子降气汤

149. 咳嗽痰多，色白易咳，恶心、呕吐，胸膈痞闷，肢体困重，或头眩心悸，舌苔白滑或腻，脉滑。宜选用的方剂是

150. 咳嗽气喘，咳痰黄稠，胸膈痞闷，甚则气急呕恶，烦躁不宁，舌质红，苔黄腻，脉滑数。宜选用的方剂是

中医临床部分

一、**A1 型题（每道试题由一个题干和
A、B、C、D、E 五个备选答案组
成。备选答案中只有一个答案为正
确答案，其余四个均为干扰答案）**

1. 肺痈的主要特征是

　　A. 起病多急，出现发热、咳嗽、
　　　烦渴

　　B. 伴有气急胸痛

　　C. 出现神昏谵语

　　D. 正确、及时治疗后，多在气分
　　　而解

　　E. 出现振寒、咳吐浊痰明显，喉中
　　　有腥味

2. 活血化瘀，理气通络的治法适用于

　　A. 心悸之心阳不振证

　　B. 心悸之瘀阻心脉证

　　C. 心悸之心血不足证

　　D. 心悸之水饮凌心证

　　E. 心悸之心虚胆怯证

3. 喘证之肺气虚耗证的治法是

　　A. 祛痰降逆，宣肺平喘

　　B. 解表清里，化痰平喘

　　C. 补肾纳气

　　D. 补肺益气养阴

　　E. 开郁降气平喘

4. 咳声粗浊者，多为

　　A. 痰热伤津　　　B. 阴虚

　　C. 风热　　　　　D. 肺燥

　　E. 虚寒

5. 治疗因心肾不交致不寐时，选用的
方剂是

　　A. 六味地黄丸合柏子养心丸加减

　　B. 黄连温胆汤加减

　　C. 天王补心丹合朱砂安神丸加减

　　D. 六味地黄丸合交泰丸加减

　　E. 归脾汤加减

6. 清化湿热，理气和胃的治法适用于

　　A. 胃痛之瘀血停胃证

　　B. 胃痛之胃阴亏耗证

　　C. 胃痛之痰饮内阻证

　　D. 胃痛之湿热中阻证

　　E. 胃痛之肝气犯胃证

7. 治疗因脾胃虚弱致泄泻时，选用的
方剂是

　　A. 痛泻要方加减

　　B. 补中益气汤加减

　　C. 保和丸加减

　　D. 四神丸加减

　　E. 参苓白术散加减

8. 气秘实证为气机郁滞导致，常见的
患病人群不包括

　　A. 久卧少动者

　　B. 产后妇女

　　C. 腹部手术者

　　D. 久坐者

　　E. 长期思虑过度者

9. 胁痛之肝络失养证，伴有阴亏过甚，

舌红而干时，可配伍的药物是

A. 麦冬、黄精、酸枣仁

B. 石斛、天冬、玄参

C. 黄柏、知母、地骨皮

D. 酸枣仁、炒栀子、合欢皮

E. 菊花、女贞子、熟地黄

10. 黄疸之疫毒炽盛证的特征是

A. 病情急骤，疸色如金，兼见神昏、发斑、出血等危象

B. 热重者黄疸鲜明，身热不扬，口黏，苔白腻，脉濡缓

C. 黄疸色黄不泽，肢软乏力，大便溏薄，舌质淡苔薄，脉濡细

D. 黄色鲜明，上腹、右胁胀闷疼痛，牵引肩背，身热不退，或寒热往来

E. 黄疸晦暗如烟熏，脘腹闷胀，神疲畏寒，舌淡苔腻，脉濡缓或沉迟

11. 疏肝理气，运脾利湿的治法适用于

A. 鼓胀之水热蕴结证

B. 鼓胀之水湿困脾证

C. 鼓胀之阳虚水盛证

D. 鼓胀之气滞湿阻证

E. 鼓胀之阴虚水停证

12. 对于内伤头痛中属虚证或虚实夹杂证者，应施用的治法是

A. 平肝，化痰，行瘀

B. 平肝潜阳，引火下行

C. 滋阴养血，益肾填精

D. 解表祛风，开窍醒神

E. 凉肝息风，增液舒筋

13. **热淋患者若出现热毒弥漫三焦，此**

时应用的方剂是

A. 黄连解毒汤合程氏萆薢分清饮加减

B. 黄连解毒汤合八正散加减

C. 黄连解毒汤合四妙散加减

D. 黄连解毒汤合五味消毒饮加减

E. 黄连解毒汤合仙方活命饮加减

14. 消渴病的治疗原则是

A. 养阴生津，温补胃阳

B. 清热解毒，健脾益气

C. 活血化瘀，清热解毒

D. 健脾益气，滋补肾阴

E. 清热润燥，养阴生津

15. 治疗行痹，宜选用的方剂是

A. 薏苡仁汤加减

B. 宣痹汤加减

C. 防风汤加减

D. 白虎加桂枝汤加减

E. 乌头汤加减

16. 外科病中有"五善"的说法，其中表现为身无潮热，口和齿润，小便清长，夜卧安静的是

A. 脾善　　　　B. 肝善

C. 心善　　　　D. 肾善

E. 肺善

17. 疼痛滞缓，病变多在骨与关节间，其疼痛性质为

A. 胀痛　　　　B. 绞痛

C. 啄痛　　　　D. 钝痛

E. 抽掣痛

18. 属于外科疾病中清热解毒方的是

A. 普济消毒饮

B. 五味消毒饮

C. 仙方活命饮

D. 消风散

E. 黄连解毒汤

19. 肿疡毒势方盛，正气已虚，不能托毒外出者，可选用的内托法是

A. 活血化瘀法

B. 补托法

C. 益气托毒法

D. 透托法

E. 温阳托毒法

20. 腐蚀药与平胬药的适应证是

A. 溃疡破溃以后，疮口太小，引流不畅

B. 疮口僵硬，胬肉突出，腐肉不脱等妨碍收口时

C. 肿疡在脓未溃时

D. 瘰疬、赘疣、息肉

E. 以上都是

21. 中医外科中行切开法（脓疡的切开）的目的是

A. 促进新肉生长

B. 促使创口血液凝固，而止血

C. 消肿、干燥、止痒

D. 疮疡毒随脓泄，消肿止痛

E. 处理溃疡早期，促进伤口愈合

22. 蛇眼疔宜挑开引流，操作时挑开的位置应沿甲旁的距离是

A. 0.2cm B. 0.1cm

C. 0.3cm D. 0.5cm

E. 0.4cm

23. 丹毒的病机是

A. 阴虚火旺，灼津为痰，痰火凝结

B. 内郁湿火，外感风邪，两相搏结，蕴阻肌肤

C. 血热火毒

D. 外感风温、湿热，内有脏腑蕴毒，内外邪毒互相搏结，凝聚肌肤

E. 聚湿生浊，邪毒湿浊留阻肌肤，郁结不散

24. 乳岩之脾虚胃弱证患者在手术或放化疗后，出现食欲不振，神疲肢软，恶心欲呕，肢肿倦怠，适宜此病证的方剂是

A. 神效瓜蒌散合开郁散加减

B. 参苓白术散加减

C. 二仙汤合开郁散加减

D. 二陈汤加减

E. 人参养荣汤加减

25. 治疗因毒热蕴结致瘤、岩时，宜选用的方剂是

A. 阳和汤、万灵丹加减

B. 通气散坚丸加减

C. 五味消毒饮合当归芦荟丸加减

D. 生脉饮合散肿溃坚汤加减

E. 散肿溃坚汤加减

26. 与失荣密切相关的脏腑是

A. 肺、肾 B. 脾、肾

C. 心、肺 D. 肝、胆

E. 脾、胃

27. 糜烂属于继发性皮损，其病机多为

A. 热盛肉腐 B. 血虚生风

C. 风燥 D. 余热未清

E. 湿热

28. 蛇串疮好发的部位是

A. 四肢外侧 B. 背部

C. 面部 D. 胸胁部

E. 颈部

29. 血栓性浅静脉炎多见于筋瘤后期，发病部位多在

A. 颈部 B. 头面部

C. 四肢 D. 股三角区

E. 胸腹壁

30. 治疗重度烧伤后火毒伤津证时，不宜选用的方剂是

A. 黄连解毒汤加减

B. 托里消毒散加减

C. 银花甘草汤加减

D. 犀角地黄汤加减

E. 清营汤加减加减

31. 某孕妇末次月经的第一天为 2024 年 7 月 13 日，则其预产期为

A. 2025 年 4 月 20 日

B. 2025 年 4 月 21 日

C. 2025 年 5 月 21 日

D. 2025 年 5 月 22 日

E. 2025 年 3 月 20 日

32. 肝气郁结，疏泄失司，冲任失调，血海蓄溢失常，可导致的妇科疾病是

A. 经行头痛

B. 经行吐衄

C. 月经先后无定期

D. 崩漏

E. 经行情志异常

33. 月经后期之虚寒证的病机是

A. 先天肾气不足，肾虚精亏血少，冲任亏虚

B. 脾气虚弱，化源不足，营血亏虚，冲任不充

C. 素体阳虚，阳虚内寒，脏腑失于温养，生化失期，气虚血少，冲任亏虚

D. 气机不宣，血为气滞，运行不畅，冲任阻滞

E. 过食寒凉，寒搏于血，血为寒凝，冲任阻滞

34. 月经过多之血热证的主症是

A. 月经色鲜红，质黏稠，经行量少

B. 月经色深红，质黏稠，或有小血块

C. 月经色紫暗，有血块

D. 月经色暗淡，质清稀，或有小血块

E. 月经色淡红，质清稀，或有大血块

35. 不属于经间期出血特点的是

A. 有明显的周期性

B. 在两次月经的中间时期

C. 一般 2~3 天可自行停止

D. 阴阳调节功能正常者，自可适应此种变化，无特殊证候

E. 基础体温由高温降至低温

36. "治崩三法"指的是

A. 求因、澄源、善后

B. 塞流、澄源、复旧

C. 塞流、固本、复旧

D. 塞流、澄源、固本

E. 复旧、澄源、固本

37. 经行浮肿的病因是

A. 风水相搏 B. 湿热壅盛

C. 气滞血瘀 D. 湿毒浸淫

E. 水湿浸渍

38. 治疗带下过多之热毒蕴结证，可在五味消毒饮的基础上加入的药物是

A. 土茯苓、败酱草、鱼腥草、薏苡仁

B. 苍术、广藿香、白芷、薏苡仁

C. 白芍、怀山药、苍术、黑荆芥

D. 黄芩、茯苓、泽泻、侧柏叶

E. 鱼腥草、怀山药、侧柏叶、黑荆芥

39. 治疗胎动不安之气血虚弱证时，选用的方剂是

A. 当归散加减

B. 保阴煎加减

C. 桂枝茯苓丸合寿胎丸加减

D. 寿胎丸加减

E. 胎元饮加减

40. 妊娠小便淋痛之心火偏旺证的病机是

A. 忧思劳倦　　　B. 素体阳盛

C. 素体阴虚　　　D. 肝郁气滞

E. 摄生不慎，用具不洁

41. 与产后发热的致病机理密切相关的产后特殊生理状态是

A. 元气虚弱，中气不足，肾精亏损

B. 素体虚弱，气血不足，血行迟滞

C. 元气亏损，血室正开，感受外邪

D. 正气易虚，易感病邪，易生瘀滞

E. 正气易虚，瘀血内停，阻滞冲任、子宫

42. 产后用药"三禁"是指

A. 禁大汗以防亡阳，禁活血以防破血，禁破气以防脱气

B. 禁活血以防破血，禁破气以防脱

气，禁通利小便

C. 禁破气以防脱气，禁活血以防破血，禁大汗以防亡阳

D. 禁大汗以防亡阳，禁峻下以防亡阴，禁通利小便

E. 禁通利小便，禁大汗以防亡阳，禁活血以防破血

43. 若妇人产后出现盆腔血栓性静脉炎的症状，此为产褥感染的一种特殊形式，属严重并发症，应施以的方剂是

A. 抵当汤合仙方活命饮加减

B. 抵当汤合普济消毒饮加减

C. 抵当汤合四妙勇安汤加减

D. 抵当汤合黄芪五物汤加减

E. 抵当汤合五味消毒饮加减

44. 对于产后恶露不绝之血瘀证的患者，若气虚明显，伴小腹空坠，可加入的药物是

A. 益母草、炒蒲黄

B. 柴胡、升麻

C. 升麻、黄芪

D. 三棱、莪术

E. 党参、黄芪

45. 不孕症之肾阳虚证的主症是

A. 婚久不孕，月经或先或后，经量多少不一，或经来腹痛，或经前烦躁易怒

B. 婚久不孕，月经不调或停闭，经量或多或少，色暗

C. 婚久不孕，月经迟发，或月经后推，或停闭不行，经色淡暗

D. 婚久不孕，月经多推后或周期正常，经来腹痛，甚或呈进行

性加剧，经量多少不一，经色紫暗，有血块，块下痛减，有时经行不畅，淋漓难净

E. 婚久不孕，月经常提前，经量少或月经停闭，经色较鲜红，或行经时间延长，甚则崩中或漏下不止

46. 2个月婴儿的标准体重约为

A. 3.7kg   B. 4.5kg

C. 3.5kg   D. 3kg

E. 4.4kg

47. 8～14岁小儿的脉搏次数，为每分钟

A. 80～100次   B. 70～90次

C. 120～140次   D. 100～120次

E. 110～130次

48. 由于小儿"稚阳未充"，故易见阳气虚衰，表现为

A. 阳证   B. 实证

C. 虚证   D. 热证

E. 寒证

49. 小儿面红耳赤，咽痛，脉浮，此为

A. 湿热内蕴   B. 热盛内结

C. 阳气欲脱   D. 风热外感

E. 阴虚内热

50. 小儿指纹是指

A. 拇指桡侧的浅表静脉

B. 无名指桡侧的浅表静脉

C. 小指桡侧的浅表静脉

D. 中指桡侧的浅表静脉

E. 示指桡侧的浅表静脉

51. 小儿颅骨按之不坚而有弹性感，多为

A. 维生素D缺乏性佝偻病

B. 后天脾胃虚弱

C. 先天肾气不足

D. 气阴虚弱，精亏骨弱

E. 肝火上炎，热盛生风

52. 小儿夏日高热无汗，可供熏洗的汤剂是

A. 黄柏煎汤

B. 广藿香煎汤

C. 金银花煎汤

D. 香薷煎汤

E. 薄荷煎汤

53. 胎儿肺气不足，会出现的症状是

A. 皮薄怯寒，毛发不生

B. 肌肉不生，手足如削

C. 骨节软弱，身形矮小

D. 血不华色，面无光彩

E. 筋不束骨，关节不利

54. 由于孕母素体湿盛或内蕴湿热之毒，遗于胎儿，或因胎产之时，出生之后，婴儿感受湿热邪毒，会导致的病证是

A. 胎怯之肾精薄弱证

B. 胎怯之脾肾两虚证

C. 胎黄之气滞血瘀证

D. 胎黄之寒湿阻滞证

E. 胎黄之湿热郁蒸证

55. 小儿痰热咳嗽，若稠痰难咳，可加入的药物是

A. 款冬花、枇杷叶、葶苈子

B. 紫苏子、苦杏仁、桑叶

C. 浙贝母、麻黄、化橘红

D. 牛蒡子、桔梗、紫菀

　　E. 瓜蒌皮、胆南星、葶苈子

56. 小儿泄泻之风寒泻证夹有食滞者，可在藿香正气散的基础上加入焦山楂、鸡内金消食导滞，但需去掉的药物是

A. 半夏、陈皮

B. 白芷、生姜

C. 甘草、大枣

D. 茯苓、甘草

E. 苍术、陈皮

57. 治疗小儿口疮，宜选用的方剂是

A. 黄连解毒汤加减

B. 理中丸加减

C. 清热泻脾散加减

D. 泻心导赤散加减

E. 凉膈散加减

58. 不属于急惊风的治法是

A. 息风　　　　B. 豁痰

C. 安神　　　　D. 清热

E. 镇惊

59. 症见轻度发热，咳嗽，全身皮肤出现细沙样玫瑰色斑丘疹，耳后、枕部臀核肿大的疾病是

A. 湿疮　　　　B. 水痘

C. 风疹　　　　D. 痱子

E. 麻疹

60. 猩红热余邪内归，损伤肺、脾、肾，导致三焦水液输化通调失职，水湿内停，外溢肌肤，则可见的病证是

A. 小便不利　　B. 痹证

C. 癃闭　　　　D. 心悸

E. 脉结代

61. 能够加强足阳明胃经与足少阴肾经之间联系的经脉是

A. 冲脉　　　　B. 任脉

C. 督脉　　　　D. 带脉

E. 维脉

62. 以压痛或其他反应点作为刺灸部位的是

A. 奇穴　　　　B. 近端穴

C. 远端穴　　　D. 阿是穴

E. 十四经穴

63. 根据骨度法，两肩胛骨喙突内侧缘之间的距离是

A. 5寸　　　　B. 7寸

C. 10寸　　　 D. 8寸

E. 12寸

64. 少商穴的定位是

A. 拇指末节桡侧，指甲根角侧上方0.1寸

B. 拇指末节桡侧，指甲根角侧上方0.2寸

C. 拇指末节尺侧，指甲根角侧上方0.3寸

D. 拇指末节桡侧，指甲根角侧上方0.3寸

E. 拇指末节桡侧，指甲根角侧下方0.1寸

65. 手三里穴位于前臂，阳溪穴与曲池穴连线上，肘横纹下

A. 2寸　　　　B. 3寸

C. 1.5寸　　　D. 4寸

E. 2.5寸

66. 足三里穴的定位是

A. 在小腿内侧，内踝尖上 3 寸，胫骨内侧缘后际

B. 在小腿外侧，外踝尖上 8 寸，胫骨前肌外缘

C. 在小腿外侧，犊鼻下 6 寸，犊鼻与解溪连线上

D. 在小腿外侧，犊鼻下 3 寸，胫骨前嵴外 1 横指处，犊鼻与解溪连线上

E. 在小腿内侧，胫骨内侧髁下缘与胫骨内侧缘之间的凹陷中

67. 少泽穴既能治疗昏迷、热病等病证，又能治疗的病证是

A. 头痛，目翳，咽喉肿痛

B. 目视不明，头痛

C. 耳鸣，耳聋，聤耳

D. 头项强痛，腰背痛

E. 小便不利，遗尿，尿失禁

68. 肺俞穴除治疗咳嗽、气喘、咯血等肺疾外，还能治疗的病证是

A. 腹胀，纳呆，呕吐，腹泻，痢疾，便血，水肿

B. 心痛，惊悸，失眠，健忘，癫痫，盗汗

C. 眩晕，咽喉肿痛，鼻塞，目赤肿痛，近视

D. 急性腰扭伤，坐骨神经痛

E. 骨蒸潮热、盗汗等阴虚病证

69. 下列所述的穴位和经络对应关系，正确的是

A. 少府—手厥阴心包经

B. 照海—足少阴肾经

C. 神阙—督脉

D. 次髎—足少阳胆经

E. 曲池—手太阴肺经

70. 晕针重者可针灸的腧穴是

A. 十宣、合谷、内关、外关

B. 百会、迎香、地仓、太阳

C. 素髎、内关、足三里、气海

D. 神阙、关元、太冲，四缝

E. 合谷、十宣、迎香、足三里

71. 常用三棱针刺络法的腧穴是

A. 养老、足三里

B. 曲泽、委中

C. 内关、合谷

D. 攒竹、太阳

E. 上星、睛明

72. 下列关于人体五输穴的对应关系，正确的是

A. 手少阳三焦经的荥穴—支沟

B. 足厥阴肝经的合穴—太冲

C. 足太阴脾经的输穴—隐白

D. 足阳明胃经的井穴—厉兑

E. 手厥阴心包经的经穴—曲泽

73. 中经络者若出现下肢不遂，可配合针灸的腧穴是

A. 阳陵泉、悬钟、太冲、曲池、内庭、丰隆

B. 丰隆、合谷、尺泽、气海、血海、足三里

C. 环跳、足三里、风市、阳陵泉、悬钟、太冲

D. 太冲、太溪、丰隆、合谷、阳陵泉、悬钟

E. 肩髃、曲池、手三里、合谷、尺泽、悬钟

74. 针灸治疗因热邪内蕴致呕吐时，可

配合的腧穴是

A. 气海、关元、梁门

B. 合谷、金津、玉液

C. 梁门、下脘、胃俞

D. 胃俞、三阴交、内庭

E. 关元、脾俞、胃俞

75. 能够清阳明热，为治疗牙痛之要穴的是

A. 下关　　　　B. 合谷

C. 内庭　　　　D. 颊车

E. 二间

二、A2 型题（每道试题由一个简要病历作为题干，一个引导性问题和 A、B、C、D、E 五个备选答案组成。备选答案中只有一个答案为正确答案，其余四个均为干扰答案）

76. 患者，男，症见发热，微恶风，头胀痛，面赤，咳嗽，痰黏黄，咽部肿痛，流黄浊涕，口干欲饮，舌苔薄白微黄，舌边尖红，脉浮数。宜选用的方剂是

A. 银翘散加减

B. 荆防败毒散加减

C. 参苏饮加减

D. 加减葳蕤汤化裁

E. 新加香薷饮加减

77. 患者，女，失眠 3 个月，症见多梦，急躁易怒，伴头晕头胀，目赤耳鸣，口干而苦，不思饮食，便秘溲赤，舌红苔黄，脉弦数。宜选用的方剂是

A. 安神定志丸合酸枣仁汤加减

B. 龙胆泻肝汤加减

C. 归脾汤加减

D. 黄连温胆汤加减

E. 六味地黄丸合交泰丸加减

78. 患者，女，35 岁，近日呕吐清水痰涎，脘闷不食，头眩心悸，舌苔白腻，脉滑。宜选用的方剂是

A. 小半夏汤合苓桂术甘汤加减

B. 保和丸加减

C. 四七汤加减

D. 藿香正气散加减

E. 香砂六君子汤加减

79. 患者于近日出现腹痛绵绵，时作时止，喜温喜按，形寒肢冷，神疲乏力，气短懒言，纳呆，面色无华，大便溏薄，舌质淡，苔薄白，脉沉细。其治法为

A. 泄热通腑，行气导滞

B. 疏肝解郁，理气止痛

C. 散寒温里，理气止痛

D. 温中补虚，缓急止痛

E. 活血化瘀，和络止痛

80. 患者于近日出现胁肋隐痛，悠悠不休，遇劳加重，口干咽燥，心中烦热，头晕目眩，舌红少苔，脉细弦而数。其治法为

A. 祛瘀通络　　B. 养阴柔肝

C. 疏肝理气　　D. 清热利湿

E. 滋补肝肾

81. 患者偶感风寒，症见头痛连及项背，常有拘急收紧感，恶风畏寒，遇风加剧，口不渴，苔薄白，脉浮紧。宜选用的方剂是

A. 天麻钩藤饮加减

B. 羌活胜湿汤加减

C. 川芎茶调散加减

D. 半夏白术天麻汤加减

E. 芎芷石膏汤加减

82. 患者，男，66 岁，素有头痛，眩晕，心烦易怒，1 个月前突然发病，半身不遂，口舌㖞斜，舌强语謇，神识欠清，肢体强急，痰多而黏，伴腹胀、便秘，舌质暗红，苔黄腻，脉弦涩。其治法为

A. 祛风化痰通络

B. 通腑泄热，息风化痰

C. 滋阴潜阳，息风通络

D. 化痰息风，宣郁开窍

E. 平肝潜阳，活血通络

83. 患者，男，身肿日久，腰以下为甚，按之凹陷不易恢复，脘腹胀闷，纳减便溏，面色不华，神疲乏力，四肢倦怠，小便短少，舌质淡，苔白滑，脉沉缓。其治法为

A. 健脾温阳利水

B. 分利湿热

C. 温肾助阳，化气行水

D. 运脾化湿，通阳利水

E. 宣肺解毒，利湿消肿

84. 患者，女，35 岁，近期经常出现鼻衄、齿衄，神疲乏力，面色㿠白，头晕，耳鸣，心悸，夜寐不宁，舌质淡，脉细无力。其治法为

A. 补气摄血

B. 清肝泻火，凉血止血

C. 滋阴降火，凉血止血

D. 清泄肺热，凉血止血

E. 清胃泻火，凉血止血

85. 患者，男，自述全身多处长有较大疖肿，易变成有头疽，伴有口干唇燥，舌质红，苔薄，脉细数。宜选用的方剂是

A. 五味消毒饮加减

B. 五神汤合参苓白术散加减

C. 仙方活命饮合增液汤加减

D. 清暑汤加减

E. 黄连解毒汤加减

86. 患者，女，53 岁，绝经 3 年，素日性情急躁，胸闷胁胀，触诊乳房有肿块，皮色不变，质硬而边界不清，苔薄，脉弦。宜选用的方剂是

A. 参苓白术散或理中汤加减

B. 神效瓜蒌散合开郁散加减

C. 八珍汤加减

D. 人参养荣汤加味

E. 二仙汤合开郁散加减

87. 患者，男，46 岁，右肩可触及 4.5cm × 3.3cm × 3.6cm 大小的肿块，硬韧，尚可活动，患部皮色不变，无痛，伴有胸闷、胁胀、纳差、精神抑郁等症状，舌淡红，苔微黄腻，脉细弦。宜选用的方剂是

A. 阳和汤、万灵丹加减

B. 五味消毒饮合当归芦荟丸加减

C. 通气散坚丸加减

D. 生脉饮合散肿溃坚汤加减

E. 散肿溃坚汤加减

88. 患者，男，53 岁，颈部肿块溃破以后，长期渗流脓血，不能愈合，疮面苍白水肿，肉芽高低不平，胬肉翻花，伴低热，乏力，消瘦等，舌质淡，苔白，脉沉细。宜选用的方剂是

A. 八珍汤合四妙勇安汤加减

B. 阳和汤加减

C. 芩连二母丸合凉血地黄汤加减

D. 五味消毒饮合化坚二陈丸加减

E. 化痰开郁方加减

89. 患者，男，31 岁，胸部出现红斑，累累如串珠，排列成带状，皮损鲜红，灼热刺痛，疱壁紧张，口苦咽干，心烦易怒，大便干燥，小便黄，舌质红，苔薄黄，脉弦滑数。宜选用的方剂是

A. 除湿胃苓汤加减

B. 增液汤加减

C. 柴胡疏肝散加减

D. 竹叶石膏汤加减

E. 龙胆泻肝汤加减

90. 患者，男，34 岁，既往有烟酒史。患者前额和鼻子出现红斑，其上长痤疮、脓疱，毛细血管扩张明显，局部灼热，伴口干，便秘，舌红苔黄，脉数。宜选用的方剂是

A. 枇杷清肺饮加减

B. 黄连解毒汤合凉血四物汤加减

C. 通窍活血汤加减

D. 茵陈蒿汤加减

E. 二陈汤合桃红四物汤加减

91. 患者，女，33 岁，肛门周围突然肿痛，持续加剧，伴有恶寒，发热，便秘，溲赤，肛周红肿，触痛明显，质硬，皮肤焮热，舌红，苔薄黄，脉数。宜选用的方剂是

A. 润肠汤加减

B. 透脓散加减

C. 凉血地黄汤合脾约麻仁丸加减

D. 青蒿鳖甲汤合三妙丸加减

E. 黄连解毒汤加减

92. 患者，男，60 岁，结石日久，留滞不去，腰部胀痛，时发时止，遇劳加重，疲乏无力，小便频数不爽，面部轻度浮肿，舌淡苔薄，脉细无力。此治法是

A. 理气活血，通淋排石

B. 补肾益气，通淋排石

C. 疏肝利胆，通淋排石

D. 清热利湿，通淋排石

E. 健脾活血，通淋排石

93. 患者，45 岁，胸腹壁有条索状物，固定不移，有刺痛和牵扯痛，伴胸闷，嗳气等，舌淡红，有瘀点，苔薄，脉涩。此治法为

A. 活血化瘀，通络止痛

B. 活血化瘀，行气散结

C. 益气健脾，祛湿通络

D. 疏肝解郁，活血解毒

E. 清热利湿，解毒通络

94. 患者，女，33 岁，症见经行量多，色深红，质黏稠，有小血块，伴有心烦，尿黄便结，舌红，苔黄，脉滑数。宜选用保阴煎，并可加入的药物是

A. 熟地黄、地骨皮、鳖甲

B. 地榆、茜草、马齿苋

C. 龟甲、三七、蒲黄炭

D. 藕节、益母草、阿胶

E. 山茱萸、阿胶、鳖甲

95. 患者，女，48 岁，经来无期，经血突然暴崩如注，血色深红，质稠，

心烦易怒，胸胁胀痛，口干苦，便秘溺黄，舌红，苔黄，脉弦数。宜选用清热固经汤，并可加入的药物是

A. 香附、当归、鱼腥草

B. 柴胡、蒲黄炭、茜草

C. 香附、艾叶、益母草

D. 柴胡、益母草、茜草

E. 柴胡、夏枯草、龙胆

96. 患者，女，经行期间肢体肿胀，按之随手而起，色暗有块，脘闷胁胀，善叹息，舌紫暗，舌薄白，脉弦涩。宜选用八物汤，并可加入的药物是

A. 山药、小蓟

B. 当归、车前子

C. 萆薢、当归

D. 益母草、滑石

E. 泽泻、益母草

97. 患者，女，每次月经前 1～2 日吐血，月经提前，量少，色暗红，平素头晕耳鸣，手足心热，两颧潮红，咳嗽，咽干口渴，舌绛，无苔，脉细数。此为肺肾阴虚证。宜选用顺经汤，并可加入的药物是

A. 柴胡   B. 肉桂

C. 牛膝   D. 香附

E. 益母草

98. 患者，女，29 岁，妊娠 1 个月，恶心、呕吐不食，甚则食入即吐，口淡，胸闷泛恶，呕吐痰涎，舌淡苔厚腻，脉缓滑。宜应用香砂六君子汤，并可加入的药物是

A. 法半夏、广藿香、乌梅

B. 生姜、竹茹、紫苏叶

C. 竹茹、生姜、肉豆蔻

D. 全瓜蒌、苏叶、橘红

E. 枇杷叶、生姜、柿蒂

99. 患者，女，妊娠 18 周，症见面目、四肢浮肿，皮薄光亮，按之凹陷不起，面色白无华，神疲气短懒言，口淡而腻，脘腹胀满，食欲不振，小便短少，大便溏薄，舌淡体胖，边有齿痕，舌苔白润，脉缓滑。宜选用的方剂是

A. 天仙藤散加减

B. 滋肾育胎丸加减

C. 白术散加砂仁

D. 真武汤加减

E. 桂枝茯苓丸合寿胎丸加减

100. 患者，女，31 岁，生产时，突然晕眩，面色苍白，心悸，随即昏不知人，眼闭口开，手撒肢冷，冷汗淋漓，舌淡无苔，脉微欲绝。宜选用的方剂是

A. 当归补血汤加减

B. 四逆散加减

C. 夺命散加当归、川芎

D. 独参汤加减

E. 参附汤加减

101. 患者，女，25 岁，初期月经周期延迟，月经量少，色淡红，质薄，渐经闭不行 3 个月，神疲肢倦，头晕眼花，心悸气短，面色萎黄，舌淡苔薄，脉细弱。宜选用的方剂是

A. 血府逐瘀汤加减

B. 四君子汤合苍附导痰丸加减

C. 人参养荣汤加减

D. 加减一阴煎化裁

E. 加减苏蓉菟丝子丸加淫羊藿、紫河车

102. 患者，女，30 岁，结婚 3 年未孕，月经常提前，量少，色较鲜红，经行 10 天左右，甚则漏下不止，其形体清瘦，伴有头晕耳鸣，腰酸膝软，五心烦热，失眠多梦，眼花心悸，肌肤失润，阴中干涩，舌质稍红略干，苔少，脉细或细数。宜选用的方剂是

A. 毓麟珠　　　　B. 温胞饮

C. 左归丸　　　　D. 育阴汤

E. 养精种玉汤

103. 患儿，11 个月，症见啼哭无力，多卧少动，皮肤干皱，肌肉瘠薄，四肢不温，吮乳乏力，呛乳溢乳，嗳气多哕，腹胀腹泻，甚而水肿，指纹淡。此治法为

A. 滋阴潜阳，益肾健骨

B. 益精充髓，补肾温阳

C. 填精益髓，温养脾肾

D. 健脾益肾，温运脾阳

E. 补血养阴，填精益髓

104. 新生儿，28 天，症见面目、皮肤发黄，颜色逐渐加深，晦暗无华，右胁下痞块质硬，肚腹膨胀，青筋显露，身见瘀斑，唇色暗红，舌见瘀点，苔黄。宜选用的方剂是

A. 黄连解毒汤加减

B. 龙胆泻肝汤加减

C. 血府逐瘀汤加减

D. 茵陈蒿汤加味

E. 茵陈理中汤加减

105. 患儿，2 岁，2024 年 8 月就诊。昨日出现发热，汗出热不解，头晕头痛，鼻塞，身重困倦，胸闷泛恶，口渴心烦，食欲不振，呕吐泄泻，小便短黄，舌质红，苔黄腻，指纹紫滞。宜选用的方剂是

A. 王氏清暑益气汤加减

B. 香薷饮加减

C. 新加香薷饮加减

D. 银翘散加减

E. 六一散加减

106. 患儿，27 天，症见满口糜烂，周围焮红，疼痛拒食，烦躁不安，口臭涎多，小便短赤，大便秘结，伴发热，舌红，苔薄黄，指纹紫，脉浮数。其治法为

A. 清心泻火养阴

B. 清泻肝胆实火

C. 疏风泻火，清热解毒

D. 清心凉血，泻火解毒

E. 滋阴降火，引火归原

107. 患儿，7 岁，症见不思进食，食少饮多，皮肤失润，大便偏干，小便短黄，烦躁少寐，手足心热，舌红少津，苔花剥，脉细数。宜选用的方剂是

A. 不换金正气散加减

B. 保和丸加减

C. 养胃增液汤加减

D. 异功散加味

E. 香砂六君子汤加减

108. 患儿，7 岁，症见颜面及全身浮肿，面色无华，神疲乏力，四肢欠温，小便不得，舌淡嫩，苔薄白，脉沉迟无力。宜选用的方剂是

A. 石斛夜光丸加减

B. 泻心导赤散加减

C. 防己黄芪汤合五苓散加减

D. 肥儿丸加减

E. 八珍汤加减

109. 患儿，5 岁，症见头面肢体轻微浮肿，小便黄赤而少，尿血，烦热口渴，头身困重，常有疮毒史，最近 1 次为半个月前。舌苔黄腻，脉滑数。宜选用的方剂是

A. 麻黄连翘赤小豆汤合五苓散加减

B. 济生肾气丸合真武汤加减

C. 五味消毒饮合小蓟饮子加减

D. 疏凿饮子加减

E. 实脾饮加减

110. 患儿，8 个月，发热 3 日，微恶风寒，鼻塞流涕，喷嚏，咳嗽，眼睑红赤，泪水汪汪，倦怠思睡。口腔两颊黏膜红赤，贴近臼齿处可见麻疹黏膜斑，小便短黄，大便稀溏，舌苔微黄，脉浮数。宜选用的方剂是

A. 麻黄杏仁甘草石膏汤加减

B. 清解透表汤加减

C. 仙方活命饮加减

D. 宣毒发表汤加减

E. 沙参麦冬汤加减

111. 患儿，5 岁，昨日发热骤起，头痛

畏寒，肌肤无汗，咽喉红肿疼痛，影响吞咽，皮肤潮红，痧疹隐隐，舌质红，苔薄白或黄，脉浮数有力。其治法为

A. 清气凉营，泻火解毒

B. 辛凉宣透，清热利咽

C. 疏风清热，利湿解毒

D. 养阴生津，清热润喉

E. 清热凉营，解毒化湿

112. 患者，男，34 岁，近几日头痛如裹，兼肢体困重，苔白腻，脉濡。除针刺主穴外，还可配合的腧穴是

A. 外关、足临泣

B. 风门、列缺

C. 中脘、丰隆

D. 曲池、大椎

E. 头维、阴陵泉

113. 患者，女，35 岁，眩晕久作不已，兼少寐健忘，耳鸣，腰膝酸软，舌红，脉弦细。除针刺百会、风池、肝俞、肾俞、足三里穴外，还可配合的腧穴是

A. 太溪、悬钟、三阴交

B. 头维、中脘、丰隆

C. 气海、脾俞、胃俞

D. 太溪、脾俞、三阴交

E. 行间、侠溪、太溪

114. 患者，女，既往有不寐史 5 年，难以入睡，急躁易怒，舌红，苔黄，脉弦数。除主穴外，还可针刺的腧穴是

A. 心俞、脾俞

B. 风池、悬钟

C. 行间、侠溪

D. 太溪、肾俞

E. 足三里、内关

115. 患者，男，62 岁，近 1 个月喉中痰鸣如吼，胸高气粗，痰色黄，黏着稠厚，伴口渴，便秘，舌红，苔黄腻，脉滑数。除可针刺列缺、尺泽、肺俞、中府、定喘等穴外，还可针刺的腧穴是

A. 太溪、足三里

B. 风门、合谷

C. 关元、气海

D. 天突、太渊

E. 丰隆、曲池

116. 患者，男，36 岁，呕吐 1 日，清水痰涎，脘痞纳呆，头眩心悸，苔白腻，脉滑者，为痰饮内停。除针刺中脘、足三里、内关穴外，还可配合的腧穴是

A. 丰隆、公孙

B. 合谷、金津

C. 梁门、天枢

D. 上脘、胃俞

E. 丰隆、公孙

117. 患者，男，81 岁，长期便而不爽，腹中胀痛，胸胁痞满，舌苔薄腻，脉弦。除针刺天枢、大肠俞、上巨虚、支沟穴外，还可配合的腧穴是

A. 神阙、关元

B. 合谷、曲池

C. 照海、太溪

D. 太冲、中脘

E. 足三里、脾俞、气海

118. 患者，44 岁，崩漏 1 个月，血色正常，有血块，伴叹息，小腹胀痛，苔薄，脉弦。除主穴外，还可针刺的腧穴是

A. 肾俞、血海

B. 膻中、太冲

C. 血海、膈俞

D. 中极、血海

E. 中极、阴陵泉

119. 患者，女，30 岁，腰部皮损色淡，疮壁松弛，兼胸脘痞满，纳差，舌红，苔黄腻，脉濡数。除针刺局部阿是穴、夹脊穴外，还可配合的腧穴是

A. 神门

B. 阴陵泉、内庭

C. 天枢

D. 行间、侠溪

E. 血海、三阴交

120. 患者，57 岁，牙齿隐隐作痛 1 个月，时作时止，牙龈微红肿，齿浮动，舌红，少苔，脉细数。除主穴外，还可针刺的腧穴是

A. 内庭、二间

B. 听宫、阳溪

C. 行间、二间

D. 外关、风池

E. 太溪、行间

三、B1 型题（每道试题由 A、B、C、D、E 五个备选答案与二个或二个以上题干组成，五个备选答案在前，题干在后。在一组试题中，每个备选答案可以选用一次或多次，也可一次都不选用）

[121 ~ 122]

    A. 温补心阳，安神定悸

    B. 补血养心，益气安神

    C. 镇惊定志，养心安神

    D. 活血化瘀，理气通络

    E. 振奋心阳，化气行水，宁心安神

121. 心悸之心阳不振证的治法是

122. 心悸之水饮凌心证的治法是

[123 ~ 124]

    A. 癫狂梦醒汤加减

    B. 养心汤合越鞠丸加减

    C. 二阴煎合琥珀养心丹加减

    D. 生铁落饮加减

    E. 逍遥散合顺气导痰汤加减

123. 治疗因痰气郁结致癫证时，宜选用的方剂是

124. 治疗因痰热瘀结致狂证时，宜选用的方剂是

[125 ~ 126]

    A. 痛痹

    B. 行痹

    C. 风湿热痹证

    D. 痰瘀痹阻证

    E. 着痹

125. 白虎加桂枝汤适宜治疗的病证是

126. 宣痹汤加减适宜治疗的病证是

[127 ~ 128]

    A. 横切口

    B. 纵切口

    C. 皮肤纹理切开

    D. 放射状切开

    E. 侧方切开

127. 用切开法治疗关节区脓肿时，一般施行的切口是

128. 用切开法治疗手指脓肿时，一般施行的切法是

[129 ~ 130]

    A. 鼠乳   B. 疣目

    C. 线瘊   D. 扁瘊

    E. 跖疣

129. 发于胸背部有脐窝的赘疣，称为

130. 发于颈周围及眼睑部位，呈细软丝状突起者，称为

[131 ~ 132]

    A. 生肌玉红膏

    B. 七厘散

    C. 金黄膏

    D. 紫草膏

    E. 青黛散

131. 臁疮周围有湿疹者，可外用的药物是

132. 臁疮的腐肉已脱，露新肉者，可外用的药物是

[133 ~ 134]

    A. 子嗽   B. 子痫

    C. 子满   D. 子肿

    E. 子晕

133. 妇人肝血素虚，经前或孕后阴血下聚冲任、胞宫，阴血益亏，肝阳偏亢，易导致的疾病是

134. 妇人阴虚阳亢，阳化风动，肝火愈炽，风火相煽，易导致的疾病是

[135 ~ 136]

    A. 龙骨、牡蛎、合欢花

    B. 僵蚕、桑叶、菊花

    C. 天麻、钩藤、珍珠母

    D. 枸杞子、杭菊花、沙苑子

    E. 女贞子、石斛、桑叶

135. 经期吐衄的患者，若出现双目干

涩等肝肾阴虚时，可加入的药物是

136. 经期吐衄的患者，若头痛、眩晕较甚时，可加入的药物是

[137 ~ 138]

    A. 神志不清   B. 四肢抽搐

    C. 角弓反张   D. 四肢浮肿

    E. 口噤不开

137. 产后痉证与产后血晕的相似症状是

138. 产后子痫与产后血晕的相似症状是

[139 ~ 140]

    A. 后天喂养失司

    B. 禀赋不足之肾虚

    C. 脏腑娇嫩

    D. 热炽气营之脑炎

    E. 阴伤液竭之失水

139. 导致小儿囟门凹陷的因素多为

140. 导致小儿囟门凸出的因素多为

[141 ~ 142]

    A. 玉竹、天花粉

    B. 丹参、赤芍

    C. 栀子、虎杖

    D. 浙贝母、天竺黄

    E. 生大黄、牛黄

141. 小儿肺炎喘嗽之痰热闭肺证，若热甚，在五虎汤合葶苈大枣泻肺汤的基础上，可加入的药物是

142. 小儿肺炎喘嗽之痰热闭肺证，若喘促而面唇发绀，在五虎汤合葶苈大枣泻肺汤的基础上，可加入的药物是

[143 ~ 144]

    A. 外风   B. 里热

    C. 内风   D. 痰火

    E. 惊证

143. 在急惊风四证中，邪在肌表，高热惊厥，热退惊风可止的证是

144. 在急惊风四证中，病在心肝，热、痰、风三证俱全，反复抽搐，神志不清，病情严重的证是

[145 ~ 146]

    A. 梁门   B. 百会

    C. 翳风   D. 合谷

    E. 太冲

145. 依据近治作用，治疗耳病可选取的腧穴是

146. 依据近治作用，治疗胃病可选取的腧穴是

[147 ~ 148]

    A. 痛经

    B. 疮疡久溃不敛

    C. 风寒痹痛

    D. 中风脱证

    E. 肺痨

147. 隔姜灸适用于的病证是

148. 隔附子饼灸适用于的病证是

[149 ~ 150]

    A. 太溪、照海、列缺、鱼际

    B. 外关、鱼际、中府、曲池

    C. 风池、外关、内庭、鱼际

    D. 商阳、太阳、太冲、内关

    E. 少商、合谷、尺泽、关冲

149. 治疗咽喉肿痛之实证的主穴是

150. 治疗咽喉肿痛之虚证的主穴是

考前冲刺 4 套卷（三）

中医基础部分

一、A1 型题（每道试题由一个题干和 A、B、C、D、E 五个备选答案组成。备选答案中只有一个答案为正确答案，其余四个均为干扰答案）

1. 下列关于证的描述，错误的是
   A. 是疾病过程中某一阶段或某一类型的病理概括
   B. 证包括病变的部位、原因、性质
   C. 证具有特定的症状和体征
   D. 证可以反映疾病发展过程中某一阶段病理变化的本质
   E. 能够揭示出疾病的发展过程和本质

2. 若阴阳互用的关系失常，可出现的病理变化是
   A. 阴胜则阳病
   B. 阴损及阳
   C. 阴阳离决
   D. 阳虚则阴盛
   E. 孤阴不生

3. 根据药物的性味与功效，不属于"阳"范畴的是
   A. 温性药　　　B. 淡味药
   C. 祛风药　　　D. 利尿药
   E. 涌吐药

4. 五官中的"鼻"对应的五行是
   A. 火　　　　　B. 金
   C. 木　　　　　D. 水
   E. 土

5. 《难经·七十七难》曰："见肝之病，则知肝当传之于脾，故先实其脾气"，指的是
   A. 反克传变　　B. 母病及子
   C. 相乘传变　　D. 子病犯母
   E. 相侮传变

6. 下列与五行之水相对应的是
   A. 忧　　　　　B. 商
   C. 南　　　　　D. 黄
   E. 栗

7. "诸气者，皆属于肺"是指
   A. 主通调水道
   B. 朝百脉
   C. 主气，司呼吸
   D. 主宣发肃降
   E. 主治节

8. 为"太阴湿土之脏"的是
   A. 肾　　　　　B. 脾
   C. 心　　　　　D. 胃
   E. 肺

9. 体现"肝气肝阳常有余"病理变化的是

A. 肝风内动　　B. 肝阴不足

C. 肝气上逆　　D. 肝肾亏虚

E. 肝经湿热

10. 为骨之余的是

A. 筋　　　　　B. 发

C. 肉　　　　　D. 爪

E. 齿

11. 胃主通降的内涵包括

A. 受盛化物

B. 粪便有节制地排出体外

C. 保持充足的津液以利于食物的受纳和腐熟

D. 对事物进行判断、作出决定的功能

E. 将清者即水谷精微吸收，并将浊者即食物残渣传输于大肠

12. 上走息道以行呼吸，贯注心脉以行气血的气是

A. 宗气　　　　B. 卫气

C. 元气　　　　D. 清气

E. 营气

13. 大失血的患者，气也会发生大量的流失，导致气脱病变，是因为

A. 气能摄血　　B. 气能行血

C. 气能生血　　D. 血能养气

E. 血能载气

14. 分布于上肢内侧中缘的经脉是

A. 手太阳小肠经

B. 手少阴心经

C. 手厥阴心包经

D. 足阳明胃经

E. 手少阳三焦经

15. 下肢内侧分布的经脉是

A. 足三阴经

B. 足三阳经

C. 手三阴经

D. 手三阳经

E. 以上均不正确

16. 交通一身阴阳之气，能够调节肢体、肌肉运动功能的经脉是

A. 跷脉　　　　B. 冲脉

C. 督脉　　　　D. 带脉

E. 任脉

17. 湿病多发的季节是

A. 夏季　　　　B. 冬季

C. 秋季　　　　D. 春季

E. 长夏

18. 风邪、暑邪、火邪共同的特性是

A. 伤津　　　　B. 动血

C. 耗气　　　　D. 阳邪

E. 炎上

19. 各种情志刺激均先伤及的是

A. 肺阴　　　　B. 脾气

C. 肝阳　　　　D. 心神

E. 肾精

20. 出现"脉凝泣而变色"是因为

A. 多食甘　　　B. 多食酸

C. 多食咸　　　D. 多食苦

E. 多食辛

21. 溢饮最易侵犯的部位是

A. 大肠　　　　B. 四肢

C. 胸胁　　　　D. 皮毛

E. 心肺

22. 小儿脏腑娇嫩，形气未充，发育迅速，易感外邪，感邪后容易出现的

病理变化是

A. 直入血分　B. 气滞血瘀

C. 虚实夹杂　D. 化热生风

E. 热扰心神

23. 在疾病的缓解阶段，因某些诱因而引起疾病反复发作的发病类型是

A. 徐发　　　B. 继发

C. 合病　　　D. 复发

E. 并病

24. 大出血时，多用酸涩之剂配伍益气药治疗的治则为

A. 出血则止　B. 血热则凉

C. 血脱则固　D. 血寒则温

E. 血瘀则行

25. 可出现寒热往来的情况是

A. 阴虚潮热

B. 半表半里证

C. 气虚

D. 阳明腑实证

E. 里实热证

26. 下列关于夜间潮热的说法，正确的是

A. 入夜低热或五心烦热，骨蒸发热

B. 午后发热明显，身热不扬

C. 日晡发热明显，且热势较高

D. 由胃肠燥热内结，正邪斗争剧烈所致

E. 满面通红，口渴

27. 属于目眩之实证的病因是

A. 精血亏虚　B. 肝肾不足

C. 风火上扰　D. 气血亏虚

E. 中气下陷

28. 下列关于近血的描述，错误的是

A. 排便前后滴出

B. 病在小肠和胃脘

C. 血色鲜红

D. 病较轻浅

E. 病因为风火湿热

29. 佝偻病患儿伴有的症状不包括

A. 语迟　　　B. 囟陷

C. 齿迟　　　D. 解颅

E. 手足软

30. 咽喉脓已成的特点是

A. 咽部溃腐日久，周围淡红，或苍白

B. 咽部溃烂处表面覆盖一层黄白或灰白色膜

C. 咽部溃烂，分散浅表

D. 咽部肿痛，肿势高突，色深红，周围红晕紧束，发热不退

E. 一侧或两侧咽喉红肿肥大，形如乳头或乳蛾，表面或有脓点，咽痛不适

31. 小儿指纹显于近掌侧第一横纹风关附近，其所主的是

A. 邪气入经　B. 外感初起

C. 邪入脏腑　D. 病属凶险

E. 预后不良

32. 舌淡红而嫩，舌体不大，边有轻微齿痕，可见于

A. 痰湿

B. 气血不足

C. 脾阳虚

D. 寒湿壅盛

E. 血虚

33. 可与痿软舌并见的舌态是

A. 颤动舌　　B. 短缩舌

C. 歪斜舌　　D. 强硬舌

E. 吐弄舌

34. 不属于胃反特征的是

A. 食滞胃脘

B. 朝食暮吐

C. 为脾胃阳虚证

D. 食入一二时而吐

E. 暮食朝吐

35. 寒痰湿浊停聚于肺，所出现的咳嗽的特征是

A. 咳有白痰，量多易出

B. 咳声轻清低微而无力

C. 干咳无痰

D. 咳声重浊沉闷而有力

E. 咳声不扬，痰稠色黄

36. 暴怒喊叫，或持续高声宣讲，伤及喉咙所致音哑，多因

A. 阴虚火旺

B. 气阴耗伤

C. 痰湿壅肺

D. 外邪袭肺

E. 热毒壅肺

37. 轻取不应，重按始得，脉动显现部位较深的脉象是

A. 沉脉　　B. 紧脉

C. 迟脉　　D. 代脉

E. 濡脉

38. 主寒证，也可见于邪热结聚之实热证的脉象是

A. 濡脉　　B. 弦脉

C. 滑脉　　D. 迟脉

E. 数脉

39. 身热不扬，多为

A. 真寒假热　　B. 真热假寒

C. 湿热蕴结　　D. 亡阳之象

E. 亡阴之象

40. 癥积的表现为

A. 腹中结块，按之手下如蚯蚓蠕动

B. 肿块推之可移，或痛无定处，聚散不定

C. 肿块推之不移，痛有定处

D. 腹中结块，按之起伏聚散，往来不定

E. 腹中结块，按之形如筋状，久按转移不定

41. 症见情志抑郁，表情淡漠，喃喃独语，举止失常，面色晦滞，苔白腻，脉滑。该病证为

A. 痰阻心脉证

B. 气滞心脉证

C. 痰火扰神证

D. 瘀阻心脉证

E. 痰蒙心神证

42. 症见胆怯易惊，惊悸不宁，失眠多梦，烦躁不安，胸胁闷胀，善太息，口苦，呕恶，吐痰涎，舌红，苔黄滑，脉弦数。其病证为

A. 心胆气虚证

B. 肝胆湿热证

C. 胆气不足证

D. 胆胃不和证

E. 胆郁痰扰证

43. 气血两虚证的临床表现是

A. 妇女可见经闭或痛经，经色紫

暗或夹血块，或乳房胀痛，舌
紫暗或有瘀斑，脉弦涩

B. 局部胀闷，走窜疼痛，甚则刺
痛，疼痛固定、拒按，舌紫暗
或有瘀斑，脉弦涩

C. 有肿块坚硬，局部青紫肿胀；或
有情志抑郁，性急易怒，或面
色紫暗，皮肤青筋暴露

D. 少气懒言，神疲乏力，自汗，
面色淡白无华或萎黄，口唇、
爪甲颜色淡白，或心悸、失眠、
头晕目眩，形体消瘦，手足发
麻，舌淡白，脉细无力

E. 面色淡白无华或紫暗，倦怠乏
力，少气懒言，局部疼痛如刺，
痛处固定不移、拒按，舌淡紫，
或有斑点，脉涩等

44. 症见身热口渴，腹痛、腹胀，下痢
脓血，里急后重，粪质黄稠臭秽，
肛门灼热，小便短黄，舌红，苔黄
腻，脉滑数。其病证为

A. 肠道湿热证
B. 肠道津亏证
C. 食滞胃肠证
D. 胃热炽盛证
E. 肠热腑实证

45. 能够治疗湿证、阴虚火旺等证的药
味是

A. 辛   B. 淡
C. 苦   D. 甘
E. 涩

46. 不属于煎汤代水药物的是

A. 玉米须   B. 胖大海
C. 金钱草   D. 丝瓜络

E. 灶心土

47. 紫苏除能解表散寒外，还具有的功
效是

A. 行气宽中，解鱼蟹毒
B. 化湿和中，利水消肿
C. 祛风止痛，通鼻窍
D. 温中止呕，温肺止咳
E. 胜湿止痛，止痉

48. 具有升阳作用的药物是

A. 菊花、薄荷、柴胡
B. 升麻、柴胡、葛根
C. 蝉蜕、防风、白芷
D. 羌活、浮萍、葛根
E. 黄芪、僵蚕、细辛

49. 为治一切内痈外痈之要药的是

A. 金银花   B. 鱼腥草
C. 马勃   D. 大青叶
E. 连翘

50. 下列关于黄柏的描述，错误的是

A. 长于清泻下焦湿热
B. 长于清中焦邪热
C. 善除大肠湿热以治痢
D. 长于清相火，退虚热
E. 苦，寒。归肾、膀胱、大肠经

51. 药性苦，寒，为治疗积滞便秘之要
药的是

A. 芒硝   B. 火麻仁
C. 大黄   D. 郁李仁
E. 番泻叶

52. 能祛风湿，补肝肾，强腰膝的药
物是

A. 防己   B. 狗脊
C. 桑寄生   D. 五加皮

E. 豨莶草

53. 为利水消肿之要药的是

A. 茯神　　　B. 泽泻

C. 薏苡仁　　D. 茯苓

E. 猪苓

54. 虎杖的功效不包括

A. 利湿退黄　B. 利尿通淋

C. 清热解毒　D. 化痰止咳

E. 泻热通便

55. 用于治疗寒疝腹痛，睾丸偏坠疼痛，少腹冷痛，以及中焦虚寒气滞证的药物是

A. 小茴香　　B. 干姜

C. 高良姜　　D. 附子

E. 吴茱萸

56. 具有降气止呃功效的药物是

A. 青皮　　　B. 沉香

C. 柿蒂　　　D. 陈皮

E. 香附

57. 莱菔子的功效是

A. 消食化积，行气散瘀

B. 消食除胀，降气化痰

C. 消食健胃，回乳消胀

D. 消食健胃，涩精止遗

E. 消食和胃，疏肝解郁

58. 驱虫药的最佳服药时间一般是

A. 空腹时

B. 饭后半小时

C. 睡觉前

D. 发作前

E. 饭前半小时

59. 能够治疗血热出血证，水肿，热淋，黄疸，及肺热咳嗽的药物是

A. 小蓟　　　B. 槐花

C. 大蓟　　　D. 白茅根

E. 侧柏叶

60. 牛膝的主治病证不包括

A. 口舌生疮

B. 眩晕

C. 淋证

D. 皮肤瘾疹

E. 瘀血阻滞导致的胞衣不下

61. 马钱子的使用注意不包括

A. 婴幼儿慎用

B. 外用不宜大面积涂敷

C. 孕妇禁用

D. 体虚者忌用

E. 内服不宜生用及多服、久服

62. 川贝母的功效是

A. 清热化痰，润肺止咳，散结消痈

B. 降气化痰，疏散风热

C. 清热化痰，宽胸散结，润肠通便

D. 清热化痰，除烦止呕，凉血止血

E. 清热化痰，散结消痈

63. 下列关于半夏的描述，错误的是

A. 燥湿化痰，降逆止呕，消痞散结

B. 辛，热；有毒

C. 善治脏腑之湿痰

D. 为燥湿化痰、温化寒痰之要药

E. 外用消肿止痛

64. 煅牡蛎的功效是

A. 收敛制酸

B. 重镇降逆

C. 凉血止血

D. 祛风明目

E. 镇惊安神

65. 可治疗闭证神昏，为醒神回苏之要药，无论寒闭、热闭皆有效的药物是

A. 麝香　　　B. 冰片

C. 牛黄　　　D. 苏合香

E. 石菖蒲

66. 可治疗气血亏虚，疮疡难溃难腐，或溃久难敛的药物是

A. 太子参　　B. 白术

C. 党参　　　D. 黄芪

E. 甘草

67. 杜仲既能补肝肾，强筋骨，又能

A. 安胎　　　B. 止泻

C. 利尿　　　D. 清热

E. 止呕

68. 阳衰虚寒之证不宜用，且反藜芦的药物是

A. 当归　　　B. 白芍

C. 何首乌　　D. 熟地黄

E. 阿胶

69. 清法适用的病证是

A. 里热证　　B. 热毒证

C. 火证　　　D. 虚热证

E. 以上都是

70. 解表剂的应用注意事项不包括

A. 服解表剂后宜避风寒，增衣被，助大量汗出

B. 不宜久煎，以免药性耗散，作用减弱

C. 患者体质有强弱之别，故应酌情选用不同类型的解表剂

D. 表里并重者，则当表里双解

E. 服解表剂应注意禁食生冷、油腻之品

71. 运用"逆流挽舟"法的方剂是

A. 理中丸　　　B. 四逆汤

C. 银翘散　　　D. 败毒散

E. 小建中汤

72. 治疗肠痈初起，湿热瘀滞证的方剂是

A. 济川煎

B. 麻子仁丸

C. 大承气汤

D. 大黄牡丹汤

E. 十枣汤

73. 小柴胡汤中能益气健脾，既起到扶正以祛邪的作用，又能益气以御邪内传的药组是

A. 甘草、半夏

B. 人参、大枣

C. 黄芩、柴胡

D. 柴胡、大枣

E. 人参、甘草

74. 气分热盛证的表现为壮热面赤，烦渴引饮，汗出恶热，脉洪大有力。宜选用的方剂是

A. 黄连解毒汤

B. 清营汤

C. 麻黄杏仁甘草石膏汤

D. 竹叶石膏汤

E. 白虎汤

75. 能清热解毒，疏风散邪，可治疗大头瘟的方剂是

A. 普济消毒饮

B. 导赤散

C. 清瘟败毒散

D. 银翘散

E. 龙胆泻肝汤

76. 温病后期，邪伏阴分证的表现为夜热早凉，热退无汗，舌红苔少，脉细数。宜选用的方剂是

A. 白虎汤

B. 竹叶石膏汤

C. 清营汤

D. 青蒿鳖甲汤

E. 芍药汤

77. 在祛暑剂的注意事项中，湿重暑轻者，甘寒之品当慎用的原因是

A. 以免阴柔碍湿

B. 以免耗伤气血

C. 以免耗气伤津

D. 以免滋腻碍胃

E. 以免损伤正气

78. 不属于吴茱萸汤药物组成的是

A. 干姜　　　B. 人参

C. 吴茱萸　　D. 生姜

E. 大枣

79. 症见久咳，干咳少痰，短气自汗，口干舌燥，脉虚细。宜选用的方剂是

A. 补中益气汤

B. 四物汤

C. 当归补血汤

D. 生脉散

E. 参苓白术散

80. 症见带下色白，清稀如涕，面色㿠白，倦怠便溏，舌淡苔白，脉濡弱，为脾虚肝郁，湿浊带下证。宜

选用的方剂是

A. 参苓白术散

B. 完带汤

C. 萆薢分清饮

D. 归脾汤

E. 四君子汤

81. 功效为益气滋阴，通阳复脉的方剂是

A. 生脉散

B. 补中益气汤

C. 当归补血汤

D. 炙甘草汤

E. 玉屏风散

82. 真人养脏汤证的临床表现是

A. 五更泄泻，不思饮食，食不消化，或久泻不愈，腹痛喜温，腰酸肢冷，神疲乏力，舌淡，苔薄白，脉沉迟无力

B. 泻痢无度，滑脱不禁，甚至脱肛坠下，脐腹疼痛，喜温喜按，倦怠食少，舌淡苔白，脉迟细

C. 饮食减少，体倦肢软，少气懒言，面色萎黄，大便稀溏，舌淡，脉虚；脱肛，子宫脱垂，久泻久痢，崩漏等

D. 面色萎白，语声低微，气短乏力，食少便溏，舌淡苔白，脉弱

E. 饮食不化，胸脘痞闷，肠鸣泄泻，四肢乏力，形体消瘦，面色萎黄，舌淡苔白腻，脉虚缓

83. 天王补心丹的功效是

A. 滋阴清热，养血安神

B. 补益气血，养心安神

C. 养血安神，清热除烦

D. 镇心安神，清热养血

E. 滋阴降火，除烦安神

84. 梅核气是因情志不遂，肝气郁结，肺胃失于宣降，津液不布，聚而为痰，痰气郁结于咽喉所致。宜选用的方剂是

A. 天台乌药散

B. 归脾丸

C. 枳实薤白桂枝汤

D. 半夏厚朴汤

E. 暖肝煎

85. 旋覆代赭汤中旋覆花和代赭石的配伍比例是

A. 1 : 3　　　B. 1 : 2

C. 2 : 1　　　D. 3 : 1

E. 1 : 1

86. 能治疗冲任虚寒，瘀血阻滞证的方剂是

A. 血府逐瘀汤

B. 生化汤

C. 温经汤

D. 四物汤

E. 固冲汤

87. 不属于十灰散的药物组成是

A. 牡丹皮、棕榈皮

B. 栀子、大黄

C. 侧柏叶、白茅根

D. 大蓟、小蓟

E. 地榆、蒲黄

88. 羚角钩藤汤中，与君药配伍，相得益彰，有清热凉肝，息风止痉之功的药组是

A. 羚羊角、桑叶

B. 羚羊角、生地黄

C. 羚羊角、白芍

D. 羚羊角、菊花

E. 羚羊角、钩藤

89. 白喉之阴虚燥热证的表现为喉间起白如腐，不易拭去，并逐渐扩展，病变甚速，咽喉肿痛，初起或发热或不发热，鼻干唇燥，或咳或不咳，呼吸有声，似喘非喘，脉数无力或细数。宜选用的方剂是

A. 养阴清肺汤

B. 百合固金汤

C. 增液汤

D. 清燥润肺汤

E. 青蒿鳖甲汤

90. 能利湿化浊，清热解毒的方剂是

A. 八正散

B. 三仁汤

C. 猪苓散

D. 甘露消毒丹

E. 茵陈蒿汤

91. 贝母瓜蒌散证的临床表现是

A. 咳嗽痰多，色白易咳，恶心呕吐，胸膈痞闷，肢体困重，或头眩心悸，舌苔白滑，脉滑

B. 咳嗽痰多，清稀色白，胸膈痞满，舌苔白滑，脉弦滑

C. 咳嗽呛急，咳痰不爽，涩而难出，咽喉干燥疼痛，苔白而干

D. 咳嗽喘逆，痰多胸痞，食少难消，舌苔白腻，脉滑

E. 咳嗽气喘，咳痰黄稠，胸膈痞闷，甚则气急呕恶，烦躁不宁，舌质红，苔黄腻，脉滑数

92. 不属于枳实导滞丸药物组成的是

    A. 枳实、大黄

    B. 黄连、黄芩

    C. 神曲、白术

    D. 茯苓、泽泻

    E. 木香、厚朴

二、B1 型题（每道试题由 A、B、C、D、E 五个备选答案与二个或二个以上题干组成，五个备选答案在前，题干在后。在一组试题中，每个备选答案可以选用一次或多次，也可一次都不选用）

[93～95]

    A. 阴阳消长　　B. 阴阳互根

    C. 阴阳交感　　D. 阴阳互用

    E. 阴阳制约

93. "阴在内，阳之守也；阳在外，阴之使也"指的是

94. "孤阴不生，独阳不长"指的是

95. "阴平阳秘，精神乃治"指的是

[96～97]

    A. 心肾不交　　B. 脾胃不和

    C. 肝病　　　　D. 心火亢盛

    E. 肾气不足

96. 面色赤，口味苦，脉洪，可诊断为

97. 面见青色，喜食酸味，脉弦，可诊断为

[98～99]

    A. 三焦　　　　B. 肾

    C. 膀胱　　　　D. 脾

    E. 心

98. 为"阳中之太阳"的脏腑是

99. 为"水火之宅"的脏腑是

[100～101]

    A. 骨节　　　　B. 指甲

    C. 官窍　　　　D. 孔窍

    E. 毛发

100. 津布散的位置是

101. 液布散的位置是

[102～104]

    A. 手厥阴心包经

    B. 足少阳胆经

    C. 手太阳小肠经

    D. 足太阴脾经

    E. 足阳明胃经

102. 行于头顶的经脉是

103. 行于头侧的经脉是

104. 行于额部的经脉是

[105～106]

    A. 易发肿疡

    B. 性凝滞，主痛

    C. 阻遏气机，损伤阳气

    D. 善行而数变

    E. 性升散，耗气伤津

105. 暑邪的特性是

106. 寒邪的特性是

[107～108]

    A. 热者寒之　　B. 通因通用

    C. 热因热用　　D. 塞因塞用

    E. 寒因寒用

107. 适用于因实邪内阻出现通泄症状的真实假虚证的治则是

108. 适用于阳盛格阴的真热假寒证的治则是

[109～110]

    A. 多梦易醒，心悸，神疲

    B. 嗳腐吞酸，脘腹胀满

    C. 急躁易怒，头胀头晕

    D. 胸闷心烦，泛恶嗳气

    E. 心悸心烦，腰酸耳鸣

109. 失眠之肝郁化火证的症状是

110. 失眠之心脾两虚证的症状是

[111 ~ 112]

   A. 四肢抽搐，两目上视，口噤

   B. 睑、面、唇颤动

   C. 关节拘挛，肢体动作困难，伴疼痛，肢麻，重着

   D. 肢体软弱无力，行动不便，肌肉松弛萎缩

   E. 猝然跌倒，半身不遂，口眼㖞斜

111. 痿证的临床表现是

112. 痹证的临床表现是

[113 ~ 114]

   A. 轻清低微而无力

   B. 如拽锯

   C. 如犬吠

   D. 如水鸡声

   E. 鸡鸣样回声

113. 白喉的咳声特点是

114. 百日咳的咳声特点是

[115 ~ 116]

   A. 阴血衰少　B. 阳气衰微

   C. 气滞血瘀　D. 津液耗伤

   E. 寒痰血瘀

115. 脉涩有力属实证，主

116. 脉涩无力属虚证，主

[117 ~ 118]

   A. 寒滞心脉证

   B. 气滞心脉证

   C. 痰阻心脉证

   D. 瘀阻心脉证

   E. 痰火扰神证

117. 形体较胖，心悸怔忡，时感心胸闷痛，伴有痰多，乏力困倦，舌

苔白腻，脉沉滑。该病证为

118. 胸闷气粗，喉间有痰鸣，心烦，失眠，甚则狂躁妄动，谵语，打人毁物，喜怒无常，舌红，苔黄腻，脉滑数。该病证为

[119 ~ 120]

   A. 提高主药的功效

   B. 削弱主药的作用

   C. 减轻或消除毒性

   D. 增强发汗解表，祛风散寒之作用

   E. 增强毒性或副作用

119. 生南星配伍生姜可发挥的作用是

120. 麻黄配伍桂枝可发挥的作用是

[121 ~ 122]

   A. 0.3 ~ 0.6g

   B. 0.5 ~ 1g

   C. 0.1 ~ 0.15g

   D. 1 ~ 3g

   E. 1 ~ 2g

121. 细辛在散剂中的用量是

122. 细辛煎服时的用量是

[123 ~ 124]

   A. 定惊　　　B. 止痢

   C. 利尿　　　D. 杀虫

   E. 利咽

123. 青黛既能清热解毒，凉血消斑，清肝泻火，又能

124. 贯众既能清热解毒，凉血止血，又能

[125 ~ 126]

   A. 厚朴　　　B. 佩兰

   C. 砂仁　　　D. 苍术

   E. 广藿香

125. 可治疗湿滞中焦，为芳香化湿之

要药的是

126. 可治疗湿阻中焦，脘腹胀满，为消除胀满之要药的是

[127～128]

    A. 乌药   B. 香附

    C. 降香   D. 佛手

    E. 沉香

127. 可治疗月经不调，痛经，乳房胀痛，为妇科调经之要药的是

128. 可治疗肝郁气滞胁痛、腹痛，为疏肝解郁、行气止痛之要药的是

[129～130]

    A. 平抑肝阳，祛风通络

    B. 攻毒散结，通络止痛

    C. 化痰开窍，清热解毒

    D. 祛风止痛，化痰散结

    E. 通络，平喘，利尿

129. 僵蚕既能息风止痉，又能

130. 天麻既能息风止痉，又能

[131～132]

    A. 补益精血，固肾乌须

    B. 补血，滋阴，润肺

    C. 解毒，截疟，润肠通便

    D. 养血敛阴，平抑肝阳

    E. 活血止痛，润肠通便

131. 何首乌制用，长于

132. 何首乌生用，长于

[133～134]

    A. 益气生津

    B. 收敛止血，敛疮生肌

    C. 安蛔止痛

    D. 温中行气

    E. 敛肺止咳，利咽开音

133. 赤石脂既能涩肠止泻，又能

134. 诃子既能涩肠止泻，又能

[135～136]

    A. 恶寒发热，头身疼痛，无汗，喘咳，痰涎清稀量多，胸痞，或干呕，或痰饮喘咳，不得平卧，或身体疼重，头面四肢浮肿，舌苔白滑，脉浮

    B. 咳嗽咽痒，咳痰不爽，或微有恶风发热，舌苔薄白，脉浮缓

    C. 恶风发热，汗出头痛，鼻鸣干呕，苔白不渴，脉浮缓或浮弱

    D. 恶寒发热，头身疼痛，不汗出而烦躁，脉浮

    E. 恶寒发热，头身疼痛，无汗而喘，舌苔薄白，脉浮紧

135. 小青龙汤证的临床表现是

136. 桂枝汤证的临床表现是

[137～138]

    A. 蒿芩清胆汤

    B. 逍遥散

    C. 半夏泻心汤

    D. 小柴胡汤

    E. 大柴胡汤

137. 治疗肝郁血虚脾弱证的方剂是

138. 治疗寒热错杂之痞证的方剂是

[139～140]

    A. 吴茱萸汤   B. 理中丸

    C. 四逆汤   D. 小建中汤

    E. 当归四逆汤

139. 脘腹绵绵作痛，喜温喜按，呕吐，大便稀溏，脘痞食少，畏寒肢冷，口不渴，舌淡苔白润，脉沉细或沉迟无力。宜选用的方剂是

140. 腹中拘急疼痛，喜温喜按，神疲乏力，虚怯少气，或心中悸动，虚烦不宁，面色无华，手足烦热，咽干口燥，舌淡苔白，脉细弦。宜选用的方剂是

[141 ~ 142]

A. 回阳救逆

B. 益气温经，和血通痹

C. 回阳固脱，益气生脉

D. 温经散寒，养血通脉

E. 温中补虚，降逆止呕

141. 黄芪桂枝五物汤的功效是

142. 当归四逆汤的功效是

[143 ~ 144]

A. 猝然血崩，或月经过多，或漏下不止，色淡质稀，头晕肢冷，心悸气短，神疲乏力，腰膝酸软，舌淡，脉微弱

B. 月水过多，淋漓漏下，连日不断，脐腹疼痛，及妊娠将摄失宜，胎动不安，腹痛下坠

C. 便血，皮下紫癜，崩漏，月经超前，量多色淡，或淋漓不止，舌淡，脉细弱

D. 大便下血，先便后血，以及吐血、衄血、妇人崩漏，血色暗淡，四肢不温，面色萎黄，舌淡苔白，脉沉细无力

E. 漏下不止，或血色暗而有块，淋漓不畅，或月经超前或延后，或逾期不止，或一月再行，或经停不至，而见少腹里急，腹满，傍晚发热，手心烦热，唇口干燥，

舌质暗红，脉细而涩

143. 固冲汤可治疗脾肾亏虚，冲脉不固证，其临床表现是

144. 温经汤可治疗冲任虚寒，瘀血阻滞证，其临床表现是

[145 ~ 146]

A. 活血祛瘀止痛

B. 破血行滞润燥

C. 活血通经止痛

D. 活血调经清热

E. 活血祛瘀润肠

145. 血府逐瘀汤中配伍桃仁的意义是

146. 血府逐瘀汤中配伍红花的意义是

[147 ~ 148]

A. 苓桂术甘汤

B. 五苓散

C. 桑杏汤

D. 麻黄汤

E. 黄土汤

147. 体现"甘苦合用，刚柔互济法"的方剂是

148. 体现"病痰饮者，当以温药和之"的方剂是

[149 ~ 150]

A. 消食健脾

B. 健脾和胃，消食止泻

C. 行气导滞，清热祛湿

D. 消导化积，清热利湿

E. 行气导滞，攻积泄热

149. 木香槟榔丸的功效是

150. 健脾丸的功效是

中医临床部分

一、A1 型题（每道试题由一个题干和 A、B、C、D、E 五个备选答案组成。备选答案中只有一个答案为正确答案，其余四个均为干扰答案）

1. 外感咳嗽迁延不愈，邪气伤肺，久则肺脏虚弱，阴伤气耗，此病机变化为
   - A. 由实转虚
   - B. 虚实夹杂
   - C. 由虚转实
   - D. 由寒转热
   - E. 寒热兼杂

2. 哮病之冷哮证患者若表寒明显，寒热身痛，可配伍的药物是
   - A. 麻黄、桂枝
   - B. 射干、麻黄
   - C. 紫苏叶、生姜
   - D. 地龙、葶苈子
   - E. 桂枝、生姜

3. 肺痈的病理表现主要为
   - A. 痰瘀互结于肺
   - B. 津液亏损的虚证
   - C. 邪盛的实热证
   - D. 本虚标实
   - E. 气滞血瘀的实证

4. 治疗因脾胃虚寒致胃痛时，宜选用的方剂是
   - A. 良附丸加减
   - B. 麦门冬汤加减
   - C. 一贯煎合芍药甘草汤加减
   - D. 保和丸加减
   - E. 黄芪建中汤加减

5. 治疗因心血瘀阻致胸痹时，宜选用的方剂是
   - A. 桃仁红花煎加减
   - B. 膈下逐瘀汤加减
   - C. 柴胡疏肝散加减
   - D. 生脉散合人参养荣汤加减
   - E. 血府逐瘀汤加减

6. 茵陈四苓散加减所适用的病证是
   - A. 黄疸消退后湿热留恋证
   - B. 黄疸消退后肝脾不调证
   - C. 黄疸消退后气滞血瘀证
   - D. 黄疸之寒湿阻遏证
   - E. 黄疸之湿重于热证

7. 不属于癫狂病理因素的是
   - A. 火
   - B. 气
   - C. 风
   - D. 痰
   - E. 瘀

8. 寒凝肝脉致腹痛时，疼痛部位在少腹，常牵引的位置是
   - A. 前阴
   - B. 胁肋
   - C. 睾丸
   - D. 胸部
   - E. 腰背

9. 泄泻之寒湿内盛证的治法是
   - A. 温补脾肾，收涩固脱
   - B. 消食导滞，和中止泻
   - C. 健脾益气，化湿止泻
   - D. 芳香化湿，解表散寒

E. 散寒温里，理气止痛

10. 治疗热秘，宜选用的方剂是

A. 大承气汤加减

B. 黄芪汤加减

C. 麻子仁丸加减

D. 小承气汤加减

E. 济川煎加减

11. 治疗血虚头痛，宜选用的方剂是

A. 大补元煎加减

B. 半夏白术天麻汤加减

C. 通窍活血汤加减

D. 羌活胜湿汤加减

E. 加味四物汤加减

12. 下列临床表现不属于中风轻症的是

A. 口眼㖞斜　　B. 不省人事

C. 眩晕　　　　D. 偏身麻木

E. 半身不遂

13. 不属于郁证诊断依据的是

A. 不思饮食

B. 忧郁不畅

C. 情绪不宁

D. 胸胁胀满疼痛

E. 咽中如有炙脔

14. 治疗血证的三原则是

A. 治燥、治热、治血

B. 治痰、治热、治血

C. 治火、治气、治血

D. 治热、治气、治血

E. 治火、治痰、治血

15. 关节疼痛日久，肿胀局限，或见皮下结节者，属

A. 着痹　　　　B. 热痹

C. 瘀　　　　　D. 痰

E. 痛痹

16. 在中医外科疾病中，以疾病特征命名的是

A. 烂疔，流注，湿疮

B. 破伤风，冻疮，漆疮

C. 人中疔，委中毒，膻中疽

D. 肠痈，肝痈，肺痈

E. 乳痈，子痈，对口疽

17. 在中医外科中，发于上部疾病的发病特点是

A. 疮面紫暗，腐肉不脱，新肉不生

B. 患部沉重不爽，二便不利，或肿胀如绵

C. 局部红肿宣浮，忽起忽消，根脚收束，肿势高突，疼痛剧烈，溃疡则脓稠而黄

D. 发病时常不易察觉，一旦发病，情志变化可影响病情

E. 起病缓慢，缠绵难意，反复发作

18. 治疗中医外科疾病，足太阴脾经的引经药是

A. 升麻、石膏、葛根

B. 白芷、升麻、石膏

C. 升麻、苍术、白芍

D. 升麻、白芷、葱白

E. 独活、知母、细辛

19. 肿疡已成，毒盛正气不虚，肿疡尚未溃破或溃破后脓出不畅，适宜的治法是

A. 补托法

B. 活血化瘀法

C. 清血分热法

D. 透托法

E. 清热解毒法

20. 可治疗疮形不红不热、漫肿无头之阴证疮疡未溃的药物是

A. 千锤膏

B. 玉露膏

C. 阳和解凝膏

D. 咬头膏

E. 太乙膏

21. 发病迅速，易于变化且危险性较大的急性化脓性疾病是

A. 丹毒　　　　　B. 有头疽

C. 疖　　　　　　D. 痈

E. 疔

22. 痈的特点是

A. 有粟粒样脓头

B. 溃烂后状如莲蓬

C. 迅速向深部及周围扩散

D. 焮热红肿胀痛

E. 局部光软无头

23. 多见于瘰疬初期，肿块坚实，无明显全身症状的证型是

A. 湿热毒蕴证

B. 气滞痰凝证

C. 火毒凝结证

D. 气血两虚证

E. 阴虚火旺证

24. 乳痈之热毒炽盛证的治法是

A. 疏肝清胃，通乳消肿

B. 益气和营托毒

C. 疏肝解郁，化痰散结

D. 清热解毒，托里透脓

E. 调摄冲任

25. 油剂的适用范围是

A. 急性红肿渗出糜烂的皮损

B. 急性皮肤病渗出较多或脓性分泌物多的皮损

C. 一切慢性皮肤病具有结痂、皲裂、苔藓样变等皮损

D. 无渗液性的急性或亚急性的皮炎类皮肤病

E. 亚急性皮肤病中有糜烂、渗出、鳞屑、脓疱、溃疡的皮损

26. 治疗因肺胃热盛致热疮时，选用的方剂是

A. 龙胆泻肝汤加减

B. 增液汤加减

C. 辛夷清肺饮合竹叶石膏汤加减

D. 银翘散加减

E. 仙方活命饮加减

27. 治疗因阴虚毒恋致肛痈时，选用的方剂是

A. 百合固金汤合瓜蒌贝母汤加减

B. 六味地黄丸合大补阴丸加减

C. 犀角地黄汤合消瘰丸加减

D. 补中益气汤合参苓白术散加减

E. 青蒿鳖甲汤合三妙丸加减

28. 前列腺增生症的患者群体是

A. 55 岁以上的老年患者

B. 60 岁以上的老年患者

C. 70 岁以上的老年患者

D. 75 岁以上的老年患者

E. 80 岁以上的老年患者

29. 周围血管疾病的肢体肿胀多发于

A. 上肢　　　　　B. 下肢

C. 颈部　　　　　D. 头面部

E. 胸腹壁

30. 阑尾周围脓肿形成后，可先行脓肿穿刺抽脓，注入抗生素，并外敷的药物是

    A. 金黄膏，青黛散

    B. 双柏散，消炎散

    C. 消炎散，玉露膏

    D. 青黛散，金黄膏

    E. 玉露膏，金黄膏

31. 妇女妊娠时的脉象是

    A. 轻取流利，中取鼓指，重按不绝

    B. 形细而行迟，往来艰涩不畅，脉势不匀

    C. 脉细如线，但应指明显

    D. 轻取即得，重按稍减而不空，脉动显现部位浅表

    E. 端直而长，如按琴弦

32. 内热又称"火热内生"，若伤及冲任，迫血妄行，可导致的妇科疾病是

    A. 痛经   B. 子肿

    C. 阴疮   D. 闭经

    E. 产后身痛

33. 导致月经后期之虚证的病因是

    A. 脾虚、肾虚、血热

    B. 肝郁、血寒、气滞

    C. 肾虚、血虚、虚寒

    D. 心气虚、血虚、气虚

    E. 肝郁、气滞、血寒

34. 月经过少是指月经量少于

    A. 30ml   B. 15ml

    C. 25ml   D. 35ml

    E. 20ml

35. 不属于崩漏之肾气虚证主要临床表现的是

    A. 舌淡暗，苔白润，脉沉弱

    B. 小腹空坠

    C. 面色晦暗，眼眶暗

    D. 月经色淡红或淡暗，质清稀

    E. 小便清长，夜尿多

36. 崩漏止血后先补3周左右，第4周在子宫蓄经渐盈的基础上可选用桃红四物汤治疗，并加入的药物是

    A. 香附、枳壳、益母草、川牛膝

    B. 丹参、郁金、香附、益母草

    C. 柴胡、黄芪、党参、丹参

    D. 香附、麦冬、柴胡、益母草

    E. 柴胡、枳壳、丹参、益母草

37. 属于痛经之气滞血瘀证的主症是

    A. 经前或经期小腹疼痛或胀痛不适，有灼热感，经前加剧，经血量多或经期长，色暗红，质稠或夹较多黏液

    B. 经期或经后1~2天内小腹绵绵作痛，伴腰骶酸痛，经色暗淡，量少质稀薄

    C. 经前或经期小腹胀痛拒按，经血量少，行而不畅，血色紫暗有块，块下痛暂减

    D. 经期或经后小腹隐隐作痛，喜按，或小腹及阴部空坠不适，月经量少，色淡，质清稀

    E. 经前或经期小腹冷痛拒按，得热痛减，月经或见推后，量少，经色暗而有瘀块

38. 不属于带下过多之脾虚证病因的是

    A. 素体脾虚   B. 忧思气结

    C. 饮食所伤   D. 劳倦过度

E. 肝郁乘脾

39. 下列治法为安胎之法的是

A. 疏肝理气，健脾养血

B. 补肾健脾，调理气血

C. 清热滋阴，理气养血

D. 补中益气，养血安胎

E. 补肾健脾，益气安胎

40. 胎动不安的临床表现是

A. 妊娠期腰酸

B. 妊娠期腹痛

C. 妊娠期小腹下坠

D. 少量阴道出血

E. 以上都是

41. 妇人出现产后血晕之血虚气脱证，待其神志清醒之后，可应用的方剂是

A. 十全大补汤加减

B. 八珍汤加减

C. 六君子汤加减

D. 当归补血汤加减

E. 补中益气汤加减

42. 不属于癥瘕发病机制的是

A. 房事所伤

B. 饮食失宜

C. 情志因素

D. 体弱胞虚，气血不足

E. 机体正气不足，风寒湿热之邪内侵

43. 治疗因气虚血瘀致慢性盆腔炎时，宜选用的方剂是

A. 银甲丸加减

B. 五味消毒饮合大黄牡丹汤加减

C. 理冲汤加减

D. 膈下逐瘀汤加减

E. 完带汤加减

44. 因肾阴虚致不孕者，若兼有肝郁，可加入的药物是

A. 香附、郁金、玫瑰花

B. 柴胡、郁金、合欢皮

C. 香附、梅花、合欢花

D. 香附、郁金、绿萼梅

E. 梅花、柴胡、合欢花

45. 治疗因气虚致子宫脱垂时，选用补中益气汤，并加入的药物是

A. 五味子、补骨脂、杜仲

B. 肉苁蓉、淫羊藿、紫河车

C. 五味子、淫羊藿、续断

D. 金樱子、五味子、补骨脂

E. 金樱子、杜仲、续断

46. 小儿营养不良的评估标准为

A. 体重低于正常均值的80%

B. 体重低于正常均值的75%

C. 体重低于正常均值的90%

D. 体重低于正常均值的95%

E. 体重低于正常均值的85%

47. 根据小儿粗细运动发育的进程，10～11个月孩童的特点是

A. 走得较稳，能倒退几步，能有目标地扔皮球

B. 能独走，弯腰拾东西

C. 扶栏能独脚站，搀扶或扶推车可走几步，能用拇指、示指对捏取物

D. 扶栏能站立片刻，会爬，会拍手

E. 能独坐片刻，能将玩具从一手换至另一手

48. 小儿乍见异物或骤闻异声时，易导致

A. 忧伤肝气　　B. 恐伤肾精

C. 思伤心脾　　D. 惊伤心神

E. 怒伤肺气

49. 属小儿危重症表现的是

A. 面色青黑，手足逆冷

B. 面色黑而晦暗，兼有腹痛、呕吐

C. 面色白中带青，表情愁苦皱眉

D. 面青唇紫，呼吸急促

E. 面色青黑、晦暗

50. 丘疹、疱疹、结痂并见，疱疹内有水液色清，常见的疾病是

A. 麻疹　　　　B. 猩红热

C. 水痘　　　　D. 风疹

E. 荨麻疹

51. 5 岁以下小儿若出现泄泻、腹痛、厌食、斜颈等疾病，可应用的治法是

A. 热熨法

B. 药袋疗法

C. 刺四缝疗法

D. 熏洗法

E. 捏脊疗法

52. 治疗因脾肾两虚致胎怯时，选用的方剂是

A. 六味地黄丸加减

B. 肾气丸加减

C. 补肾地黄丸加减

D. 四君子汤加减

E. 保元汤加减

53. 治疗小儿风寒咳嗽时，选用的方剂是

A. 桑菊饮加减

B. 金沸草散加减

C. 止嗽散加减

D. 沙参麦冬汤加减

E. 清金化痰汤加减

54. 小儿哮喘之外寒内热证的治法是

A. 健脾温肾，固摄纳气

B. 健脾益气，补肺固表

C. 温肺散寒，化痰定喘

D. 清肺涤痰，止咳平喘

E. 解表清里，定喘止咳

55. 小儿厌食之脾胃气虚证的主症是

A. 不思进食，食少饮多，皮肤失润，大便偏干，小便短黄，甚或烦躁少寐，手足心热

B. 面色萎黄，形体消瘦，神疲肢倦，不思乳食，食则饱胀，腹满喜按，大便稀溏酸腥，夹有乳片或不消化食物残渣

C. 不思乳食，嗳腐酸馊，或呕吐食物、乳片，脘腹胀满疼痛，大便酸臭，烦躁啼哭，夜眠不安，手足心热

D. 不思进食，食而不化，大便偏稀，夹有不消化食物，面色少华，形体偏瘦，肢倦乏力

E. 食欲不振，厌恶进食，食而乏味，或伴胸脘痞闷，嗳气泛恶，大便不调，偶尔多食后则脘腹饱胀，形体尚可，精神正常

56. 小儿疳积证用肥儿丸加减治疗，若腹胀明显，可加入的药物是

A. 枳实、木香

B. 砂仁、大腹皮

C. 厚朴、枳壳

D. 陈皮、法半夏

E. 木香、砂仁

57. 小儿汗证多见的年龄是

A. 5～10 岁　　　　B. 5 岁以内

C. 3～6 岁　　　　D. 17～18 岁

E. 11～12 岁

58. 小儿水肿内因的主要病位是

A. 肺、脾、肾

B. 心、脾、肾

C. 肝、肺、肾

D. 心、肝、肾

E. 心、肺、肾

59. 麻疹患者见发热、咳嗽、喷嚏、流涕、眼泪汪汪等时，处于

A. 溃疡期　　　　B. 见形期

C. 收没期　　　　D. 溃破期

E. 初热期

60. 流行性乙型脑炎在中医上被称为

A. 秋燥　　　　B. 暑热

C. 春温　　　　D. 暑温

E. 夏伤

61. 《灵枢·本藏》云："卫气和则分肉解利，皮肤调柔，腠理致密矣"，指的是

A. 经络具有沟通内外的作用

B. 经络具有抗御外邪，保卫机体的作用

C. 经络使人体的各脏腑组织器官联系成为一个有机整体

D. 经络具有运行气血的作用

E. 经络具有濡养周身的作用

62. 根据骨度法，从臀沟至腘横纹的距离是

A. 8 寸　　　　B. 19 寸

C. 14 寸　　　　D. 20 寸

E. 16 寸

63. 手太阴肺经中能够治疗咳嗽、气喘等肺系疾患，以及无脉症和腕臂痛的腧穴是

A. 列缺　　　　B. 少商

C. 鱼际　　　　D. 尺泽

E. 太渊

64. 头维穴的主治病证是

A. 齿痛，牙关不利，颊肿，口角㖞斜

B. 头痛，眩晕，癫狂，咳嗽

C. 胃病吐酸，腹泻，痢疾，便秘

D. 头痛，眩晕，目痛，迎风流泪

E. 噎膈，腹胀，腹泻，痢疾

65. 丰隆穴的定位是

A. 犊鼻下 5 寸

B. 条口旁开 1 寸

C. 犊鼻下 6 寸

D. 条口旁开 2 寸

E. 条口旁开 1.5 寸

66. 隐白穴的主治病证不包括

A. 崩漏　　　　B. 癫狂

C. 月经过多　　　D. 多梦

E. 遗精

67. 位于手指，十指尖端，距指甲游离缘 0.1 寸的腧穴是

A. 四神聪　　　　B. 劳宫

C. 合谷　　　　D. 四缝

E. 十宣

68. 足太阳膀胱经的主治病证不包括

A. 神志病

B. 热病

C. 十二脏腑及其相关组织器官病证

D. 项、背、腰、下肢病证

E. 头面五官病

69. 能够治疗头痛，眩晕，癫狂痫、失眠等神志疾患，以及腰腿酸痛的腧穴是

A. 委中　　　　B. 次髎

C. 申脉　　　　D. 昆仑

E. 承山

70. 涌泉穴的主治病证是

A. 足心热

B. 昏厥、中暑、小儿惊风、失眠等急症及神志病证

C. 大便难，小便不利

D. 咯血、咽喉肿痛等肺系病证

E. 以上都是

71. 风市穴的定位是

A. 股部，髌底上 7 寸

B. 股部，腘横纹上 7 寸

C. 股部，腘横纹上 6 寸

D. 股部，髌底上 5 寸

E. 股部，髌底上 6 寸

72. 《扁鹊心书》记载："真气虚则人病，真气脱则人死，保命之法，灼艾第一"，其含义是

A. 灸火能够温经散寒

B. 灸火能够防病保健

C. 灸火能够行气活血

D. 灸火能够扶阳固脱

E. 灸火能够消瘀散结

73. 郄穴多用于治疗本经循行部位及所属脏腑的急性病证，如治疗咯血可取的腧穴是

A. 孔最　　　　B. 地机

C. 梁丘　　　　D. 外丘

E. 温溜

74. 不寐的病位在心，并与肝、脾、肾密切相关，能够共同调理的腧穴是

A. 照海　　　　B. 百会

C. 神门　　　　D. 三阴交

E. 足三里

75. 针灸治疗腕部扭伤的主穴是

A. 阿是穴、申脉、解溪、丘墟

B. 阿是穴、曲池、小海、天井

C. 阿是穴、阳溪、阳池、阳谷

D. 阿是穴、大肠俞、腰痛点、委中

E. 阿是穴、风池、悬钟（绝骨）、后溪

二、A2 型题（每道试题由一个简要病历作为题干，一个引导性问题和 A、B、C、D、E 五个备选答案组成。备选答案中只有一个答案为正确答案，其余四个均为干扰答案）

76. 患者喘咳日久，面红烦躁，口咽干燥，足冷，汗出如油，舌红少津，脉细数。宜选用的方剂是

A. 小青龙汤加减

B. 金匮肾气丸合参蛤散加减

C. 麻黄杏仁甘草石膏汤加味

D. 五磨饮子加减

E. 生脉散合补肺汤加减

77. 患者于近日出现心悸，眩晕气急，胸闷痞满，渴不欲饮，小便短少，下肢浮肿，形寒肢冷，且恶心欲

吐，舌淡胖，苔白滑，脉弦滑。宜
选用的方剂是

A. 桃仁红花煎合桂枝甘草龙骨牡
蛎汤加减

B. 桂枝甘草龙骨牡蛎汤合参附汤
加减

C. 归脾汤加减

D. 天王补心丹合朱砂安神丸加减

E. 苓桂术甘汤加减

78. 患者，女，近 2 个月痫病频发，症
见神思恍惚，心悸，健忘失眠，头
晕目眩，两目干涩，面色晦暗，耳
轮焦枯不泽，腰膝酸软，大便干
燥，舌质淡红，脉沉细而数。其治
法是

A. 涤痰息风，开窍定痫

B. 活血化瘀，息风通络

C. 补益气血，健脾宁心

D. 清热泻火，化痰开窍

E. 补益心肾，潜阳安神

79. 患者于近日出现泄泻腹痛，泻而不
爽，粪色黄褐，气味臭秽，肛门灼
热，烦热口渴，小便短黄，舌质
红，苔黄腻，脉濡数。其治法是

A. 芳香化湿，解表散寒

B. 清热燥湿，分利止泻

C. 健脾益气，化湿止泻

D. 抑肝扶脾，健脾利湿

E. 消食导滞，和中止泻

80. 患者下痢时发时止，迁延不愈，常
因饮食不当、受凉、劳累发作，发
时大便次数增多，夹有赤白黏胨，
腹胀食少，倦怠嗜卧，舌质淡苔
腻，脉虚数。宜选用的方剂是

A. 驻车丸加减

B. 芍药汤加减

C. 白头翁汤加减

D. 连理汤加减

E. 桃花汤合真人养脏汤加减

81. 患者出现腹大胀满，青筋暴露，面
色晦滞，唇紫，口干燥，心烦失
眠，有时牙龈出血，小便短少，舌
质红绛少津，苔光剥，脉弦细数。
此证候为

A. 鼓胀之水湿困脾证

B. 鼓胀之瘀结水留证

C. 鼓胀之阴虚水停证

D. 鼓胀之水热蕴结证

E. 鼓胀之阳虚水盛证

82. 患者，男，眩晕6 个月，症见耳鸣，
头目胀痛，口苦，失眠多梦，遇烦
劳而加重，甚则仆倒，颜面潮红，
急躁易怒，肢麻震颤，舌红苔黄，
脉数。其治法是

A. 补益气血，调养心脾

B. 化痰祛湿，健脾和胃

C. 活血化瘀，通窍止痛

D. 平肝潜阳，清火息风

E. 滋养肝肾，益精填髓

83. 患者遍体浮肿，皮肤绷紧光亮，胸
脘痞闷，烦热口渴，小便短赤，大
便干结，舌红，苔黄腻，脉沉数。
宜选用的方剂是

A. 疏凿饮子加减

B. 五皮饮合胃苓汤加减

C. 济生肾气丸合真武汤加减

D. 麻黄连翘赤小豆汤合五味消毒
饮加减

E. 实脾饮加减

84. 患者，男，肢体关节疼痛 5 个月，痛势较剧，部位固定，遇寒加重，得热舒缓，关节屈伸不利，局部皮肤有冷感，舌质淡，苔薄白，脉弦紧。宜选用的方剂是
    A. 白虎加桂枝汤加减
    B. 防风汤加减
    C. 薏苡仁汤加减
    D. 宣痹汤加减
    E. 乌头汤加减

85. 患者胸部长痈，红热明显，高肿，疼痛剧烈，如鸡啄，溃后脓出则肿痛消退，舌红，苔黄，脉数。此治法为
    A. 滋阴生津，清热托毒
    B. 和营清热，透脓托毒
    C. 益气养血，托毒生肌
    D. 清热泻火，和营托毒
    E. 清热化湿，和营托毒

86. 患者，女，25 岁，既往有乳核切除史，今年新长乳核肿块较小发展缓慢，不红不热，不觉疼痛，推之可移，伴胸闷叹息，舌质正常，苔薄白，脉弦。其治法为
    A. 调摄冲任
    B. 清热疏肝，化痰散结
    C. 疏肝活血，化痰散结
    D. 疏肝行气，化痰散结
    E. 疏肝解郁，化痰散结

87. 患者，女，15 岁，症见颈部弥漫性肿大，边缘不清，随喜怒消长，皮色如常，质软无压痛，肿块随吞咽动作上下移动，伴急躁易怒，善太息，舌淡红，苔薄，脉沉弦。宜选用的方剂是
    A. 四海舒郁丸加减
    B. 二仙汤合开郁散加减
    C. 逍遥散合海藻玉壶汤加减
    D. 神效瓜蒌散合开郁散加减
    E. 生脉散合海藻玉壶汤加减

88. 患者，男，近期身上突发丘疱疹，灼热瘙痒无休，抓破渗液流脂水，过后即愈，伴心烦口渴，身热不扬，大便干，小便短赤，舌红，苔薄黄，脉滑数。宜选用的方剂是
    A. 四物消风饮加减
    B. 龙胆泻肝汤合仙方活命饮加减
    C. 龙胆泻肝汤合五味消毒饮加减
    D. 龙胆泻肝汤合萆薢渗湿汤加减
    E. 除湿胃苓汤加减

89. 患儿，8 个月，初起皮肤暗淡，继而出现成片水疱，瘙痒，抓破后结薄痂，大便稀溏，舌淡，苔白腻，脉缓。宜选用的方剂是
    A. 当归饮子加减
    B. 除湿胃苓汤加减
    C. 消风导赤汤加减
    D. 四物消风饮加减
    E. 小儿化湿汤加减

90. 患者，57 岁，病程 5 年，症见皮疹多呈斑片状，色淡红，鳞屑减少，干燥皲裂，自觉瘙痒，伴口咽干燥，舌质淡红，苔少，脉沉细。其治法为
    A. 活血化瘀，解毒通络
    B. 清利湿热，解毒通络

C. 清热泻火，凉血解毒

D. 养血滋阴，润肤息风

E. 清热凉血，解毒消斑

91. 患者，男，16 岁，症见胸部起丘疹，色红，痒痛，有脓疱，伴口渴喜饮，大便秘结，小便短赤，舌质红，苔薄黄，脉弦滑。其治法为

A. 清泄肺胃积热

B. 除湿化痰，活血散结

C. 清热解毒凉血

D. 疏风清肺

E. 清热除湿解毒

92. 患者，女，37 岁，患有红蝴蝶疮。刻下：眼睑、下肢浮肿，胸胁胀满，尿少，面色无华，腰膝酸软，面热肢冷，口干不渴，舌淡胖，苔少，脉沉细。宜选用的方剂是

A. 附桂八味丸合真武汤加减

B. 六味地黄丸合清骨散加减

C. 四君子汤合丹栀逍遥散加减

D. 逍遥散合血府逐瘀汤加减

E. 犀角地黄汤合黄连解毒汤加减

93. 患者，男，35 岁，症见睾丸肿大疼痛，阴囊皮肤红肿，焮热疼痛，少腹抽痛，局部触痛明显，脓肿形成时，按之应指，伴恶寒发热，苔黄腻，脉滑数。此证候为

A. 肾气不足证

B. 气阴两虚证

C. 湿热下注证

D. 瘟毒下注证

E. 气滞痰凝证

94. 患者，19 岁，近 5 个月，月经延后，量少，色淡红，质清稀，小腹隐痛，喜暖喜按，腰酸无力，小便

清长，大便稀溏，舌淡，苔白，脉细弱。其治法为

A. 扶阳祛寒调经

B. 补血益气调经

C. 补肾养血调经

D. 理气行滞调经

E. 温经散寒调经

95. 患者，女，经行先后不定，量少，色淡暗，质清，伴有腰骶酸痛，头晕耳鸣，舌淡苔白，脉细弱。其治法为

A. 补肾调经

B. 养血调经

C. 益气调经

D. 祛寒调经

E. 疏肝理气调经

96. 患者，女，43 岁，月经量少，色淡红，质黏腻如痰，形体肥胖，胸闷呕恶，素日白带多黏腻，舌淡，苔白腻，脉滑。宜选用的方剂是

A. 失笑散加减

B. 归肾丸加减

C. 滋血汤加减

D. 苍附导痰丸加减

E. 桃红四物汤加减

97. 患者，女，35 岁，两次月经中间阴道出血，量稍多，色深红，质黏腻，无血块，平时带下量多色黄，小腹时痛，神疲乏力，骨节酸楚，胸闷烦躁，口苦咽干，纳呆腹胀，小便短赤，舌质红，苔黄腻，脉滑数。宜选用的方剂是

A. 两地汤合二至丸加减

B. 清肝止淋汤去阿胶、大枣，加小蓟、茯苓

C. 苍附导痰丸加减

D. 逐瘀止血汤加减

E. 滋血汤加减

C. 血瘀证

D. 血热证

E. 脾虚证

98. 患者，女，21岁，8个月前开始经量减少渐至月经停闭，伴有面色萎黄，带下量少，头晕目眩，毛发脱落，舌淡，苔少，脉沉细弱。宜选用的方剂是

A. 四君子汤合苍附导痰丸加当归、川芎

B. 人参养荣汤加减

C. 加减苁蓉菟丝子丸加淫羊藿、紫河车

D. 加减一阴煎加丹参、黄精、女贞子、制香附

E. 归肾丸加北沙参、鸡血藤

99. 患者，女，56岁，绝经3年，5日前阴道出血，量少，色淡，质稀，平时气短懒言，神疲肢倦，食少腹胀，胁肋胀满，舌苔薄白，脉弦无力。其治法是

A. 滋阴清热，安冲止血

B. 利湿解毒，化瘀散结

C. 清热利湿，凉血止血

D. 健脾调肝，安冲止血

E. 温肾助阳，养血止血

100. 患者，女，32岁，妊娠期少量阴道出血，色淡红，质清稀，自觉小腹空坠而痛，腰酸，面色白，心悸气短，神疲肢倦，舌淡，苔薄白，脉细弱略滑。此证候为

A. 气血虚弱证

B. 肾虚证

101. 患者，女，产后恶露不下，少腹阵痛拒按，突然头晕眼花，不能起坐，严重时心下急满，气粗喘促，神昏口噤，不省人事，两手握拳，牙关紧闭，面色发绀，唇舌紫暗，脉涩。宜选用夺命散，并加入的药物是

A. 人参、附子

B. 附子、肉桂

C. 当归、川芎

D. 吴茱萸、黄芪

E. 冰片、牛黄

102. 患者，女，39岁，下腹部结块，触之有形，按之痛，小腹胀满，月经先后不定，经血量多有块，色暗，行经10余天，伴有精神抑郁，胸闷不舒，面色晦暗，肌肤甲错，舌质紫暗，脉沉弦涩。宜选用的方剂是

A. 益肾调经汤加减

B. 补肾祛瘀方加减

C. 大黄䗪虫丸加减

D. 大黄牡丹汤加减

E. 苍附导痰丸合桂枝茯苓丸加减

103. 患儿，15天，面目皮肤发黄，颜色鲜明如橘，哭声响亮，不欲吮乳，口渴唇干，大便秘结，小便深黄，舌质红，苔黄腻。宜选用的方剂是

A. 茵陈蒿汤加味

B. 龙胆泻肝汤加减

C. 黄连解毒汤加减

D. 血府逐瘀汤加减

E. 茵陈理中汤加减

104. 患儿，4 岁，2024 年 11 月就诊，前一日受凉，晚上出现发热，恶寒，无汗，头痛，鼻流清涕，喷嚏，咳嗽，咽部不红肿，舌淡红，苔薄白，脉浮紧。其治法为

A. 辛凉解表

B. 辛热解表，宣肺化痰

C. 清暑解表

D. 解表兼以消食导滞

E. 辛温解表

105. 患儿，7 岁，咳嗽 3 日，频作、声重，咽痒，痰白清稀，鼻塞流涕，恶寒无汗，发热头痛，全身酸痛，舌苔薄白，脉浮紧。其治法为

A. 疏风解热，宣肺止咳

B. 疏风散寒，宣肺止咳

C. 清肺化痰止咳

D. 养阴润肺，兼清余热

E. 宣利肺气，疏风止咳

106. 患儿，4 岁，症见咳嗽喘息，声高息涌，喉间哮吼痰鸣，咳痰稠黄，胸膈满闷，身热面赤，口干，咽红，尿黄便秘，舌红，苔黄，脉滑数。其治法为

A. 健脾温肾，固摄纳气

B. 健脾益气，补肺固表

C. 清肺涤痰，止咳平喘

D. 温肺散寒，化痰定喘

E. 解表清里，定喘止咳

107. 患儿，6 岁，形体略瘦，面色少华，毛发稀疏，不思饮食，精神欠佳，性急易怒，大便干稀不调，舌质略淡，苔薄微腻，脉细有力。宜选用的方剂是

A. 健脾丸加减

B. 保和丸加减

C. 八珍汤加减

D. 肥儿丸加减

E. 资生健脾丸加减

108. 患儿，9 岁，以盗汗为主，常伴自汗，形体消瘦，汗出较多，神萎不振，心烦少寐，寐后汗多，低热，口干，手足心灼热，哭声无力，口唇淡红，舌淡，苔少，脉细弱。宜选用的方剂是

A. 当归六黄汤加减

B. 生脉散加减

C. 黄芪桂枝五物汤加减

D. 玉屏风散合牡蛎散加减

E. 桂枝汤合牡蛎散加减

109. 患儿，1 岁 8 个月，症见筋骨瘦弱，发育迟缓，坐起、站立、行走、生齿等明显迟于同龄小儿，头项痿弱，天柱骨倒，头形方大，目无神采，反应迟钝，囟门宽大，易惊，夜卧不安，舌淡，舌苔少，脉沉细无力，指纹淡。宜选用的方剂是

A. 调元散加减

B. 龙骨牡蛎汤加减

C. 肾气丸加减

D. 通窍活血汤合二陈汤加减

E. 加味六味地黄丸加减

110. 患儿，6 岁，丹痧布齐后 1～2 天，身热渐退，咽部糜烂疼痛亦渐减轻，伴有低热，唇干口燥，或伴有干咳，食欲不振，舌红少津，苔剥落，脉细数。宜选用的方剂是

    A. 凉营清气汤加减
    B. 解肌透痧汤加减
    C. 透疹凉解汤加减
    D. 宣毒发表汤加减
    E. 沙参麦冬汤加减

111. 患儿，5 岁，起病较急，全身皮肤紫癜散发，尤以下肢及臀部居多，呈对称分布，色泽鲜红，大小不一，或伴痒感，可伴有发热、腹痛、关节肿痛、尿血等，舌红，苔薄黄，脉浮数。宜选用的方剂是

    A. 连翘败毒散加减
    B. 黄连解毒汤加减
    C. 大补阴丸加减
    D. 归脾汤加减
    E. 犀角地黄汤加减

112. 患者，男，54 岁，1 个月前有恼怒史，出现头胀痛，巅顶作痛尤甚，兼心烦易怒、口苦、脉弦者。除针刺百会、太阳、风池、阿是穴、合谷穴外，还可配合的腧穴是

    A. 风门、列缺
    B. 脾俞、足三里
    C. 后溪、昆仑
    D. 太溪、太冲
    E. 血海、膈俞

113. 患者，女，25 岁，舞蹈表演者。有多年腰部旧伤史，腰部刺痛 2 周，痛有定处。除针刺大肠俞、阿是穴、委中穴外，还可配合的腧穴是

    A. 腰夹脊
    B. 太冲、血海
    C. 肾俞、太溪
    D. 命门、腰阳关
    E. 膈俞、次髎

114. 患者，男，65 岁，1 年前患中风，如今肢体麻木，手足拘挛，眩晕耳鸣，舌红，苔少，脉细数。除主穴外，还可针刺的腧穴是

    A. 廉泉、通里
    B. 气海、血海
    C. 太溪、风池
    D. 合谷、太冲
    E. 悬钟、太冲

115. 患者，男，59 岁，慢性哮喘 3 年，喘促气短，动则加剧，喉中痰鸣，痰稀，神疲，汗出，舌淡，苔白，脉细弱。除主穴外，还可针刺的腧穴是

    A. 气海   B. 关元
    C. 丰隆   D. 足三里
    E. 神阙

116. 患者，女，37 岁，胃脘隐痛 3 个月，症见胃痛喜暖，泛吐清水，神疲肢倦，手足不温，大便溏薄，舌淡苔白，脉迟缓。除针刺中脘、足三里、内关穴外，还可针刺的腧穴是

A. 胃俞、三阴交、内庭

B. 胃俞、丰隆、梁门

C. 梁门、下脘

D. 关元、脾俞、胃俞

E. 膈俞、三阴交

117. 患者，女，28 岁，便秘 5 周，大便艰涩，腹部拘急冷痛，畏寒喜暖，小便清长，舌淡苔白，脉沉迟。除可针刺天枢、大肠俞、上巨虚、支沟穴外，还可配合的腧穴是

A. 照海、太溪

B. 足三里、气海

C. 太冲、中脘

D. 合谷、曲池

E. 神阙、关元

118. 患者，女，19 岁，自月经初潮起，经期小腹隐痛喜按，月经量少色淡，面色无华，舌淡，脉细无力。治疗时除可针刺关元、足三里、三阴交穴外，还可配合的腧穴是

A. 太溪、肾俞

B. 血海、太溪

C. 气海、脾俞

D. 关元、归来

E. 太冲、血海

119. 患儿，男，4 岁，患遗尿。其遗出之尿，量少味臊，性情急躁，面赤唇红，夜间咬牙，唇红，苔黄，脉数有力。除主穴外，还可针刺的腧穴是

A. 肾俞、命门、太溪

B. 行间、阳陵泉

C. 气海、足三里、肾俞

D. 肺俞、气海、足三里

E. 命门、太溪、阳陵泉

120. 患者，41 岁，风疹反复发作，瘙痒不止，呈淡红色、大小不等风团，午后及夜间加剧，口干，舌红，少苔，脉细数无力。除主穴外，还可针刺的腧穴是

A. 脾俞、足三里

B. 内关、足三里

C. 大椎、风门

D. 天枢、足三里

E. 风门、肺俞

三、B1 型题（每道试题由 A、B、C、D、E 五个备选答案与二个或二个以上题干组成，五个备选答案在前，题干在后。在一组试题中，每个备选答案可以选用一次或多次，也可一次都不选用）

[121 ~ 122]

A. 燥湿化痰，理气止咳

B. 补肺益肾

C. 宣肺散寒，化痰平喘

D. 清热宣肺，化痰定喘

E. 健脾益气，补土生金

121. 哮病之肺脾气虚证的治法是

122. 哮病之热哮证的治法是

[123 ~ 124]

A. 黄芪汤加减

B. 温脾汤加减

C. 麻子仁丸加减

D. 济川煎加减

E. 六磨汤加减

123. 治疗冷秘，宜选用的方剂是

124. 治疗阳虚秘，宜选用的方剂是

[125 ~ 126]

    A. 脘腹满闷

    B. 肢冷

    C. 胸胁胀满

    D. 怔忡

    E. 咳逆

125. 肺水，多并见的症状是

126. 肝水，多并见的症状是

[127 ~ 128]

    A. 范围大小

    B. 疾病特征

    C. 形态

    D. 传染性

    E. 病程长短

127. 千日疮的命名是根据

128. 疫疔的命名是根据

[129 ~ 130]

    A. 冲和膏

    B. 青黛散油膏

    C. 生肌散

    D. 千捶膏

    E. 玉露散

129. 有头疽患部红肿，脓头尚未溃破，属火毒凝结证或湿热壅滞证，可外用的药物是

130. 有头疽患部红肿，脓头尚未溃破，属阴虚火炽证或气虚毒滞证，可外用的药物是

[131 ~ 132]

    A. 绝经期女性

    B. 产褥期女性

    C. 青春期女性

    D. 青年女性

    E. 老年女性

131. 气瘿，好发的人群是

132. 肉瘿，好发的人群是

[133 ~ 134]

    A. 当归地黄饮（《景岳全书》）

    B. 温经汤（《妇人大全良方》）

    C. 温经汤（《金匮要略》）

    D. 大补元煎（《景岳全书》）

    E. 乌药汤（《兰室秘藏》）

133. 治疗因虚寒致月经先期的首选方剂是

134. 治疗因实寒致月经先期的首选方剂是

[135 ~ 136]

    A. 妊娠腹痛   B. 子肿

    C. 子痫   D. 胎动不安

    E. 妊娠小便淋痛

135. 妇人宿有癥瘕，孕后或因气滞，或因寒凝，使瘀阻冲任、子宫、胞脉、胞络，不通则痛，易导致的疾病是

136. 妇人素体阳盛血热或阴虚内热，或孕后过食辛热，或感受热邪，热伤冲任，扰动胎元，易导致的疾病是

[137 ~ 138]

    A. 补气摄血固冲

    B. 清热化瘀

    C. 养阴清热止血

    D. 活血化瘀止血

    E. 疏肝解郁，清热凉血

137. 妇人恶露量多或少，色深红有块，两胁胀痛，心烦，口苦咽干，舌红苔黄，脉弦数。其治法为

138. 妇人产后恶露过期不止，量较多，色紫红，质黏稠，有臭秽气，面色潮红，口燥咽干，舌质红，脉细数。其治法为

[139 ~ 140]

 A. 痢疾　　　　B. 内伤乳食

 C. 胆道阻滞　　D. 小儿腹泻

 E. 肠套叠

139. 婴幼儿大便呈果酱色，伴阵发性哭闹，常见的疾病是

140. 婴幼儿大便色泽灰白不黄，常见的疾病是

[141 ~ 142]

 A. 超过 256.5μmol/L

 B. 超过 235.7μmol/L

 C. 超过 307.8μmol/L

 D. 超过 205.2μmol/L

 E. 超过 389.9μmol/L

141. 病理性胎黄常在生后 24 小时内即出现黄疸，黄疸较深的足月儿血清总胆红素的数值是

142. 病理性胎黄常在生后 24 小时内即出现黄疸，黄疸较深的早产儿血清总胆红素的数值是

[143 ~ 144]

 A. 发热 3 ~ 4 天出疹，出疹时发热更高

 B. 发热即出疹，热退疹消

 C. 发热数小时至 1 天出疹，出疹时热高

 D. 发热 0.5 ~ 1 天出疹

 E. 发热 3 ~ 4 天出疹，热退疹出

143. 幼儿急疹的出疹与发热的关系是

144. 风疹的出疹与发热的关系是

[145 ~ 146]

 A. 鱼际　　　　B. 列缺

 C. 中府　　　　D. 尺泽

 E. 太渊

145. 在腕前区，桡骨茎突与舟状骨之间，拇长展肌腱尺侧凹陷中的腧穴是

146. 在手外侧，第 1 掌骨桡侧中点赤白肉际处的腧穴是

[147 ~ 148]

 A. 后头痛，项强，肩背痛

 B. 黄疸、胁痛等肝胆病证

 C. 目赤、目视不明、目眩、夜盲、迎风流泪等目疾

 D. 心痛、惊悸、失眠、健忘、癫痫等心与神志病变

 E. 皮肤瘙痒、瘾疹等皮肤病证

147. 肺俞穴的主治病证是

148. 膈俞穴的主治病证是

[149 ~ 150]

 A. 阳池　　　　B. 支沟

 C. 偏历　　　　D. 合谷

 E. 外关

149. 手阳明大肠经的原穴是

150. 手少阳三焦经的原穴是

考前冲刺 4 套卷（四）

中医基础部分

一、A1 型题（每道试题由一个题干和 A、B、C、D、E 五个备选答案组成。备选答案中只有一个答案为正确答案，其余四个均为干扰答案）

1. "病"是指
   A. 疾病的外在表现
   B. 病变的部位、原因、性质以及邪正关系
   C. 指有特定的致命因素、发病规律和病机演变的异常生命过程
   D. 机体在疾病发展过程中某一阶段的病机概括
   E. 能够反映出疾病发展过程中某一阶段的病机变化的本质

2. 下列体现阴阳制约作用的语句是
   A. 天地氤氲，万物化醇；男女构精，万物化生
   B. 动极者镇之以静，阴亢者胜之以阳
   C. 阴阳离决，精气乃绝
   D. 阴在内，阳之守也；阳在外，阴之使也
   E. 孤阴不生，独阳不长

3. 在五脏的阴阳属性中，脾为
   A. 阳中之阳   B. 阴中之阳
   C. 阳中之阴   D. 阴中之阴
   E. 阴中之至阴

4. 五色中与五行之木相对应的是
   A. 赤   B. 白
   C. 青   D. 黑
   E. 黄

5. 泻南补北法的适应证是
   A. 肝火犯肺证
   B. 脾肾阳虚证
   C. 心肾不交证
   D. 肺脾气虚证
   E. 肝火犯胃证

6. 下列不属于五脏病变的相互影响和传变的是
   A. 相侮   B. 互为平衡
   C. 母病及子   D. 相乘
   E. 子病及母

7. 《素问·六节藏象论》所言之"封藏之本"指的是
   A. 肾   B. 三焦
   C. 心   D. 膀胱
   E. 脾

8. 皮肤的作用不包括
   A. 运化水谷
   B. 防御外邪
   C. 调节体温
   D. 调节津液代谢
   E. 调节呼吸

9. 肝性喜条达而恶抑郁，肝失条达可出现的异常表现不包括

　　A. 头胀头痛　　B. 悲伤欲哭

　　C. 面红目赤　　D. 腹胀

　　E. 多疑善虑

10. 口唇萎黄不泽的原因多为

　　A. 肝血不足　　B. 肾精亏虚

　　C. 脾运失健　　D. 肺气不足

　　E. 心血亏虚

11. 能够泌别清浊，将水谷精微吸收，并将食物残渣传输于大肠的脏腑是

　　A. 小肠　　　　B. 胃

　　C. 大肠　　　　D. 胆

　　E. 膀胱

12. 《灵枢·决气》言："中焦受气取汁，变化而赤，是谓血"，是指

　　A. 血循行于脉中

　　B. 肾精化血

　　C. 水谷之精化血

　　D. 髓化生血

　　E. 血藏于肝

13. 《金匮要略心典》言："吐下之余，定无完气"，是指

　　A. 气能行津　　B. 津能载气

　　C. 气能生津　　D. 气能摄津

　　E. 津能行气

14. 分布于下肢内侧中缘的经脉是

　　A. 足少阴肾经

　　B. 足太阴脾经

　　C. 足少阳胆经

　　D. 足厥阴肝经

　　E. 足太阳膀胱经

15. 被称为"十二经脉之海"的是

　　A. 带脉　　　　B. 跷脉

　　C. 督脉　　　　D. 冲脉

　　E. 任脉

16. 使人体不仅成为一个不可分离的整体，而且成为一个协调共济的有机整体的经络功能是

　　A. 感应传导作用

　　B. 调节平衡作用

　　C. 沟通联络作用

　　D. 运输气血作用

　　E. 调节功能活动作用

17. 入于血分，聚于局部而腐蚀血肉，发为痈肿疮疡的邪气是

　　A. 燥邪　　　　B. 寒邪

　　C. 暑邪　　　　D. 湿邪

　　E. 火邪

18. 疫疠邪气主要的入侵途径是

　　A. 颈部　　　　B. 口鼻

　　C. 胸胁　　　　D. 肌表

　　E. 肩背

19. 过喜或暴喜，使神不内守，表现为

　　A. 惊慌失措

　　B. 精神不能集中

　　C. 意志消沉

　　D. 肺气耗伤

　　E. 气血化生无源

20. 劳力过度会耗气伤血，积劳成疾，表现为

　　A. 盗汗　　　　B. 眩晕耳鸣

　　C. 精神萎靡　　D. 失眠、纳呆

　　E. 神疲消瘦

21. 体内某些部位形成并停滞为病的砂石样病理产物，指的是

　　A. 癥积　　　　B. 痰饮

　　C. 结石　　　　D. 瘀血

E. 瘰疬

22. 不属于阴虚风动症状的是
A. 颈项强直　B. 五心烦热
C. 潮热盗汗　D. 手足蠕动
E. 筋挛肉眴

23. 可适用于真虚假实证的治法是
A. 塞因塞用　B. 湿因湿用
C. 热因热用　D. 寒因寒用
E. 通因通用

24. 气滞的治疗方法不包括
A. 调气　　B. 补气
C. 破气　　D. 行气
E. 利气

25. 前额部疼痛连及眉棱骨者，属于
A. 厥阴经头痛
B. 阳明经头痛
C. 太阳经头痛
D. 少阳经头痛
E. 太阴经头痛

26. 食滞胃肠证的临床表现是
A. 消谷善饥，兼口干渴、形体消瘦、大便秘结
B. 厌食油腻，伴胁肋灼热胀痛
C. 食欲减退，伴食后腹胀、面黄肢倦
D. 食少纳呆，伴脘闷腹胀、身重、苔腻
E. 纳呆少食，嗳腐食臭，脘腹胀闷

27. 恶闻食味，称为
A. 纳呆　　B. 消谷善饥
C. 饥不欲食　D. 恶阻
E. 厌食

28. 下列属于痉证临床表现的是

A. 肢体软弱无力，行动不便，运动失灵
B. 关节拘挛，屈伸不利，肢体动作困难
C. 四肢抽搐，角弓反张，项背强急
D. 睑、面、唇、指（趾）颤动
E. 猝然跌倒，半身不遂，口眼㖞斜

29. 痰白清稀，量较多者为寒痰，其形成原因是
A. 阴虚肺燥
B. 脾阳不足，湿聚为痰
C. 燥邪伤肺
D. 热邪灼伤肺络
E. 邪热犯肺，煎津为痰

30. 面色淡青或青黑者，多为
A. 心脉瘀阻证
B. 惊风先兆
C. 寒证
D. 脾胃气虚证
E. 肾阴虚证

31. 舌象中反映肝胆的病变部位是
A. 舌尖　　B. 舌下
C. 舌根　　D. 舌中
E. 舌两侧

32. 可见积粉苔的病证是
A. 痰饮　　B. 血虚
C. 湿浊　　D. 内痈
E. 食积

33. 风热表证，或风寒入里化热所致的舌苔为
A. 苔黄而干燥
B. 苔白如积粉
C. 苔黄而腻
D. 苔薄黄

E. 苔白厚腻

34. 导致喷射状呕吐的原因多为
    A. 食物中毒   B. 热扰神明
    C. 暴饮暴食   D. 脾胃阳虚
    E. 食滞胃脘

35. 真脏脉是指
    A. 脉神不振
    B. 失去胃气的脉，死脉
    C. 缺少胃气的脉
    D. 脉有神气
    E. 胃气充足的脉象，平脉

36. 主寒证、痛证、食积证的脉象是
    A. 沉脉   B. 迟脉
    C. 紧脉   D. 代脉
    E. 濡脉

37. 脉促无力，所主的病证是
    A. 精伤血亏，津液耗伤
    B. 阴血虚使脉道不充
    C. 气血痰食停滞
    D. 阳热亢盛
    E. 真元衰惫

38. 瘕聚的特点是
    A. 肿块坚硬如石
    B. 肿块痛有定处，聚散不定
    C. 肿块按之起伏聚散，往来固定
    D. 肿块推之可移
    E. 肿块推之不移

39. 肿处烙手而压痛，多为
    A. 热证   B. 寒证
    C. 实证   D. 阴证
    E. 虚证

40. 按虚里时，证属危候的是
    A. 按之动高，聚而不散

    B. 按之动而微弱
    C. 按之搏动数急
    D. 按之搏动迟弱
    E. 按之弹手，洪大而搏

41. 症见头晕，耳鸣，口咽干燥，腰膝酸软，遗精，早泄，小便短黄，舌红少津，无苔，脉细数。其病证为
    A. 肾气不固证
    B. 肾阳虚证
    C. 肾虚水泛证
    D. 肾精不足证
    E. 肾阴虚证

42. 症见胸胁灼痛，急躁易怒，头胀头晕，面红目赤，咳嗽阵作，甚咯血，舌红，苔薄黄，脉弦数。其病证为
    A. 肝胆湿热证
    B. 肝阳上亢证
    C. 肝火犯肺证
    D. 肝阳化风证
    E. 热极生风证

43. 血热证的临床表现是
    A. 爪甲淡白   B. 眼花
    C. 月经量多   D. 两目干涩
    E. 头晕

44. 肝胃不和证的主要临床表现不包括
    A. 腹痛肠鸣   B. 嗳气
    C. 吞酸   D. 情绪抑郁
    E. 脘腹胀痛

45. 能润下通便、软化坚硬、消散结块的药物多具有的药味是
    A. 苦   B. 甘
    C. 辛   D. 酸
    E. 咸

46. 白豆蔻入汤剂时，应采用的特殊煎法是

A. 另煎　　　B. 后下

C. 先煎　　　D. 烊化

E. 煎汤代水

47. 既能解表散寒，又可燥湿止带，消肿排脓的药物是

A. 细辛　　　B. 辛夷

C. 防风　　　D. 荆芥

E. 白芷

48. 可治疗温邪入营，内陷心包，温毒发斑，以及骨蒸劳嗽的药物是

A. 生地黄　　B. 赤芍

C. 牡丹皮　　D. 玄参

E. 紫草

49. 芦根的主治病证是

A. 湿热带下，热淋涩痛

B. 热病烦渴，胃热呕哕，肺热咳嗽，肺痈吐脓，热淋涩痛

C. 高热神昏，心烦不寐，血热吐衄

D. 热病烦渴，肺热燥咳，内热消渴，疮疡肿毒

E. 目赤肿痛，头痛眩晕，目珠夜痛，瘰疬，瘿瘤，乳痈肿痛

50. 需冲入药汁内或开水溶化后服用的药物是

A. 火麻仁　　B. 番泻叶

C. 大黄　　　D. 芒硝

E. 郁李仁

51. 化湿药中，兼治夜盲症及眼目昏涩的药物是

A. 车前子　　B. 白豆蔻

C. 苍术　　　D. 厚朴

E. 夏枯草

52. 有止痛功效的利尿通淋药是

A. 滑石　　　B. 石韦

C. 车前子　　D. 海金沙

E. 萆薢

53. 可治疗阳痿，宫冷，虚阳上浮的药物是

A. 丁香　　　B. 肉桂

C. 附子　　　D. 高良姜

E. 干姜

54. 可治疗肝郁气滞，食积腹痛，癥瘕积聚，久疟癖块的药物是

A. 佛手　　　B. 青皮

C. 枳实　　　D. 陈皮

E. 柿蒂

55. 能够消食健胃，回乳消胀，疏肝解郁的药物是

A. 鸡内金　　B. 山楂

C. 莱菔子　　D. 麦芽

E. 神曲

56. 槟榔驱杀绦虫、姜片虫时的用量是

A. 3～10g　　B. 5～10g

C. 20～30g　　D. 30～60g

E. 10～15g

57. 被称为"血中气药"的是

A. 姜黄　　　B. 延胡索

C. 乳香　　　D. 川芎

E. 郁金

58. 苦杏仁的药性是

A. 苦，寒，归肺、心经

B. 甘、苦，微温，归肺经

C. 苦、辛，平，归肺经

D. 苦，微温，有小毒，归肺、大肠经

E. 苦、辛，大寒，归肺、膀胱经

59. 远志的功效是

A. 解郁安神，活血消肿

B. 清心镇惊，安神解毒

C. 安神益智，祛痰开窍，消散痈肿

D. 养心益肝，安神，敛汗，生津

E. 镇惊安神，平肝潜阳，收敛固涩

60. 钩藤既能治疗头痛，眩晕，惊痫抽搐，又可治疗

A. 小儿惊风

B. 小儿夜啼

C. 痈疽疔毒

D. 肺热哮喘

E. 温热病，壮热神昏

61. 不属于麝香主治病证的是

A. 瘰疬痰核　B. 闭证神昏

C. 血瘀经闭　D. 声音嘶哑

E. 难产

62. 蜂蜜的功效是

A. 健脾益气，止汗，安胎

B. 补中，润燥，止痛，解毒

C. 益气养阴，补脾肺肾

D. 补脾和中，化湿

E. 补脾益气，缓急止痛，清热解毒

63. 不属于巴戟天主治病证的是

A. 筋伤骨折

B. 宫冷不孕

C. 阳痿不举

D. 小便频数

E. 风湿腰膝疼痛，肾虚腰膝酸软

64. 既能治疗血虚引起的月经不调、闭经等病，又能治疗虚寒性腹痛，跌打损伤的药物是

A. 熟地黄　　B. 阿胶

C. 当归　　　D. 何首乌

E. 白芍

65. 能够益胃生津，滋阴除热，明目，强腰的药物是

A. 玉竹　　　B. 北沙参

C. 天冬　　　D. 石斛

E. 麦冬

66. 不属于龟甲主治病证的是

A. 囟门不合　B. 健忘

C. 虚风内动　D. 肾虚骨痿

E. 活血

67. 桑螵蛸的功效是

A. 补益肝肾，收敛固涩

B. 固精缩尿，补肾助阳

C. 清热燥湿，收敛止带

D. 益肾固精，健脾止泻

E. 固精止带，收敛止血

68. 金樱子的功效是

A. 益肾固精，健脾止泻，除湿止带

B. 固精缩尿，补肾助阳

C. 清热燥湿，收敛止带，止泻

D. 固精缩尿，固崩止带，涩肠止泻

E. 补益肝肾，收敛固涩

69. 黏合力强，质地坚硬，崩解与溶散迟缓，内服可延长药效的剂型是

A. 糊丸　　　B. 水丸

C. 蜜丸　　　D. 浓缩丸

E. 汤剂

70. 桂枝汤的功效是

A. 发汗解表，宣肺平喘

B. 解肌发表，调和营卫

C. 解表散寒，温肺化饮

D. 宣利肺气，疏风止咳

E. 辛凉疏表，清肺平喘

71. 败毒散中配伍人参的意义是

    A. 益气扶正，鼓邪外出

    B. 益气生津，以资汗源

    C. 补中益气，以扶正气

    D. 补脾益肺，培土生金

    E. 补脾益肺，以复卫气

72. 济川煎的功效是

    A. 润肠泄热，行气通便

    B. 攻下冷积，温补脾阳

    C. 攻逐水饮

    D. 温肾益精，润肠通便

    E. 泻热破瘀，散结消肿

73. 症见寒热如疟，寒轻热重，口苦膈闷，吐酸苦水，或呕黄涎而黏，甚则干呕呃逆，胸胁胀痛，小便黄少，舌红苔白腻，间现杂色，脉数而右滑左弦。宜选用的方剂是

    A. 半夏泻心汤

    B. 小柴胡汤

    C. 大柴胡汤

    D. 逍遥丸

    E. 蒿芩清胆汤

74. 症见两胁作痛，头痛目眩，口燥咽干，神疲食少，或月经不调，乳房胀痛，脉弦而虚。宜选用的方剂是

    A. 蒿芩清胆汤

    B. 逍遥散

    C. 大柴胡汤

    D. 半夏泻心汤

    E. 小柴胡汤

75. 竹叶石膏汤中半夏与麦冬用量的比例是

    A. 1 : 3   B. 2 : 1

    C. 1 : 1   D. 3 : 1

    E. 1 : 2

76. 仙方活命饮中善清热解毒疗疮，为治疮疡肿毒之要药的是

    A. 川贝母   B. 金银花

    C. 天花粉   D. 穿山甲

    E. 白芷

77. 暑热气津两伤证多见身热汗多，口渴心烦，小便短赤，体倦少气，精神不振，脉虚数。宜选用的方剂是

    A. 六一散

    B. 清暑益气汤

    C. 香薷散

    D. 桂苓甘露散

    E. 新加香薷散

78. 下列属于当归四逆汤药物组成的是

    A. 白芍、生姜

    B. 桂枝、附子

    C. 当归、通草

    D. 黄芪、细辛

    E. 干姜、大枣

79. 有"甘温除热"之功的方剂是

    A. 六味地黄丸

    B. 归脾汤

    C. 补中益气汤

    D. 四物汤

    E. 四君子汤

80. 为治疗思虑过度，劳伤心脾，气血两虚之良方的是

    A. 朱砂安神丸

    B. 炙甘草汤

    C. 四物汤

    D. 归脾汤

    E. 天王补心丹

81. 六味地黄丸中能够涩精，取"肝肾同源"之意的药物是

A. 茯苓　　　B. 泽泻

C. 熟地黄　　D. 山药

E. 山茱萸

82. 固冲汤的功效是

A. 固冲摄血，益气健脾

B. 滋阴清热，固经止血

C. 止血化瘀，固经止带

D. 活血散寒、定痛止血

E. 补益脾肾，收涩止带

83. 忧愁思虑太过，暗耗阴血，使心肾两亏，阴虚血少，虚火内扰所致神志不安等症。宜选用的方剂是

A. 归脾汤

B. 珍珠母丸

C. 朱砂安神丸

D. 酸枣仁汤

E. 天王补心丹

84. 肝肾不足，寒滞肝脉证表现为睾丸冷痛，或小腹疼痛，疝气痛，畏寒喜暖，舌淡苔白，脉沉迟。宜选用的方剂是

A. 越鞠丸

B. 天台乌药散

C. 暖肝煎

D. 半夏厚朴汤

E. 枳实薤白桂枝汤

85. 温经汤中既温胃气以助生化，又助吴茱萸、桂枝以温经散寒的药物是

A. 生姜　　　B. 川芎

C. 当归　　　D. 半夏

E. 阿胶

86. 黄土汤的功效是

A. 凉血止血

B. 养血祛瘀，温经止痛

C. 温阳健脾，养血止血

D. 补气健脾，养心安神

E. 温经散寒，养血祛瘀

87. 风病内风宜平息，其忌用的治法是

A. 辛散　　　B. 活络

C. 活血　　　D. 镇惊

E. 安神

88. 百合固金汤证的临床表现为

A. 咳嗽气喘，咽喉不利，咳嗽不爽，或咳唾涎沫，口干咽燥，手足心热，舌红少苔，脉虚数

B. 干咳少痰，咽燥咯血，气短乏力，肌肉消瘦，舌红少苔，脉细数

C. 咳嗽气喘，痰中带血，咽喉燥痛，头晕目眩，午后潮热，舌红少苔，脉细数

D. 口干而渴，饮水不解，小便频数量多，或小便浑浊，困倦气短，舌嫩红而干，脉虚细无力

E. 喉间起白如腐，不易拭去，并逐渐扩展，病变甚速，咽喉肿痛，初起或发热或不发热，鼻干唇燥，或咳或不咳，呼吸有声，似喘非喘，脉数无力

89. 功效为燥湿运脾，行气和胃的方剂是

A. 藿香正气散

B. 越鞠丸

C. 四君子汤

D. 小建中汤

E. 平胃散

90. 二陈汤中既能增燥湿化痰之力，又无过燥之弊的两个药物是

A. 橘红、茯苓

B. 茯苓、甘草

C. 半夏、橘红

D. 半夏、乌梅

E. 陈皮、乌梅

91. 半夏白术天麻汤能够治疗风痰上扰证，其功效是

A. 化痰息风，健脾祛湿

B. 涤痰息风，化浊开窍

C. 燥湿化痰，益气和胃

D. 涤痰息风，清热定痫

E. 清热化痰，理气止咳

92. 治疗由脾虚食停，郁而生热所致食积的方剂是

A. 保和丸

B. 枳实导滞丸

C. 木香槟榔丸

D. 健脾丸

E. 木香导滞丸

二、B1 型题（每道试题由 A、B、C、D、E 五个备选答案与二个或二个以上题干组成，五个备选答案在前，题干在后。在一组试题中，每个备选答案可以选用一次或多次，也可一次都不选用）

[93～95]

A. 清洁、肃降、收敛

B. 生化、承载、受纳

C. 温热、上升

D. 寒凉、滋润、向下运行

E. 生长、升发、条达

93. 水的特性是

94. 木的特性是

95. 土的特性是

[96～98]

A. 脾　　B. 肺

C. 肾　　D. 心

E. 肝

96. 为"五脏六腑之大主"的脏腑是

97. 为"脏之长"的脏腑是

98. 为"五脏六腑之本"的脏腑是

[99～100]

A. 女子胞与跷脉

B. 女子胞与带脉

C. 女子胞与冲脉

D. 女子胞与督脉

E. 女子胞与任脉

99. 与女子月经排泄关系密切的是

100. 与胎儿孕育关系密切的是

[101～102]

A. 元气　　B. 宗气

C. 卫气　　D. 营气

E. 中气

101. 能够维持体温相对恒定的气是

102. 能够营养人体和化生血液的气是

[103～104]

A. 足厥阴肝经与手太阴肺经

B. 足阳明胃经与足太阴脾经

C. 足太阳膀胱经与足少阴肾经

D. 足阳明胃经与手阳明大肠经

E. 足太阴脾经与手少阴心经

103. 在足小趾交接的两条经络是

104. 在足大趾交接的两条经络是

[105～106]

A. 心脾　　B. 肾精

C. 肝肾　　D. 肺肝

E. 气血

105. 过度劳神会耗伤的是

106. 过度房劳会耗伤的是

[107 ~ 108]

    A. 面色㿠白，畏寒肢冷，脉迟

    B. 四肢厥逆，但身热反不恶寒，脉微欲绝

    C. 汗出不止，汗热而黏，脉躁疾无力

    D. 身热面红，突现四肢厥冷，脉沉伏

    E. 大汗淋漓，汗稀而凉，脉微欲绝

107. 亡阴的临床表现为

108. 亡阳的临床表现为

[109 ~ 110]

    A. 酸痛   B. 绞痛

    C. 空痛   D. 隐痛

    E. 胀痛

109. 为精血亏损或阳气不足，脏腑经络失养所致，属虚证的疼痛性质是

110. 因有形实邪闭阻气机，或寒邪凝滞气机所致，属实证、寒证的疼痛性质是

[111 ~ 112]

    A. 心   B. 脾

    C. 肝   D. 肾

    E. 肺

111. 血轮所属的脏腑是

112. 肉轮所属的脏腑是

[113 ~ 114]

    A. 老舌   B. 胖大舌

    C. 嫩舌   D. 裂纹舌

    E. 齿痕舌

113. 因津液输布障碍，水湿之邪停滞于体内所致的舌形为

114. 因热盛阴液大伤，或阴血不足，使舌体失于濡润，舌面萎缩所致的舌形为

[115 ~ 116]

    A. 里证   B. 寒证

    C. 实证   D. 表证

    E. 虚证

115. 症见神疲乏力，气短声低，畏寒，得衣则减，舌嫩，苔少，脉无力。其病证为

116. 症见恶寒喜暖，流清涕，大便稀溏，面色白，舌淡，苔白而润，脉紧或迟。其病证为

[117 ~ 118]

    A. 眩晕欲仆，步履不正，头胀头痛，急躁易怒，头摇，肢体震颤，手足麻木，语言謇涩，面赤，舌红，或苔腻，脉弦细有力

    B. 情志抑郁，善太息，胸胁胀满窜痛，咽部有异物感，苔薄白，脉弦

    C. 头晕眼花，两目干涩，视力减退，胁肋隐隐灼痛，面部烘热，口咽干燥，五心烦热，潮热盗汗，舌红少苔乏津，脉弦细数

    D. 眩晕耳鸣，头目胀痛，面红目赤，急躁易怒，失眠多梦，头重脚轻，腰膝酸软，舌红少津，脉弦有力

    E. 头晕胀痛，痛热剧烈，面红目赤，口苦口干，急躁易怒，失眠多梦，胁肋灼痛，小便短黄，大便秘结，舌红苔黄，脉弦数

117. 肝火炽盛证的临床表现是

118. 肝阳上亢证的临床表现是

[119 ~ 120]

  A. 荆芥   B. 羌活

  C. 桂枝   D. 辛夷

  E. 麻黄

119. 可治疗风寒感冒，寒凝血滞所致诸痛证及心悸的药物是

120. 可治疗风寒感冒，头痛鼻塞和鼻渊的药物是

[121 ~ 122]

  A. 青蒿   B. 地骨皮

  C. 牡丹皮   D. 黄柏

  E. 知母

121. 可治疗阴虚发热，盗汗骨蒸，善清虚热，除有汗之骨蒸的药物是

122. 可治疗阴虚发热，夜热早凉，血滞经闭，无汗骨蒸，为治无汗骨蒸之要药的是

[123 ~ 124]

  A. 3 ~ 6g   B. 2 ~ 6g

  C. 0.3 ~ 1.5g D. 1 ~ 3g

  E. 1.5 ~ 3g

123. 番泻叶泡服时的用量是

124. 番泻叶煎服时的用量是

[125 ~ 126]

  A. 1.5 ~ 4.5g B. 3 ~ 15g

  C. 1 ~ 2g   D. 5 ~ 10g

  E. 10 ~ 15g

125. 附子的用量多为

126. 吴茱萸的用量多为

[127 ~ 128]

  A. 乌梅   B. 雷丸

  C. 使君子   D. 苦楝皮

  E. 槟榔

127. 与热茶同服，亦能引起呃逆、腹泻的药物是

128. 大量服用能引起呃逆、眩晕、呕吐、腹泻等反应的药物是

[129 ~ 130]

  A. 三七   B. 地榆

  C. 茜草   D. 蒲黄

  E. 槐花

129. 擅长治疗烫伤、湿疹、疮疡痈肿，为治烫伤之要药的是

130. 擅长治疗跌打损伤，瘀滞肿痛，为伤科之要药的是

[131 ~ 132]

  A. 石菖蒲   B. 冰片

  C. 苏合香   D. 麝香

  E. 天麻

131. 孕妇禁用的药物是

132. 孕妇慎用的药物是

[133 ~ 134]

  A. 退热除蒸，软坚散结

  B. 益胃生津，清心除烦

  C. 益肾健骨，养血补心

  D. 健脾，润肺，益肾

  E. 滋补肝肾，乌须明目

133. 龟甲既能滋阴潜阳，又能

134. 鳖甲既能滋阴潜阳，又能

[135 ~ 136]

  A. 散瘀消肿   B. 清热凉血

  C. 泻热破瘀   D. 活血破瘀

  E. 排脓消痈

135. 大黄牡丹汤中桃仁配伍牡丹皮的

意义是

136. 大黄牡丹汤中大黄配伍牡丹皮的意义是

[137 ~ 138]

  A. 清热生津，化痰

  B. 清热生津

  C. 清热通络，通营卫

  D. 清热祛湿

  E. 清热生津，益气和胃

137. 白虎汤的功效是

138. 竹叶石膏汤的功效是

[139 ~ 140]

  A. 清热燥湿　B. 行血和营

  C. 缓急止痛　D. 活血行气

  E. 调和诸药

139. 芍药汤中大黄与黄连、黄芩配伍的意义是

140. 芍药汤中大黄与当归、白芍配伍的意义是

[141 ~ 142]

  A. 祛风不伤正

  B. 固表不留邪

  C. 增加益气固表

  D. 走表散风御邪

  E. 防汗多伤阴

141. 玉屏风散中"黄芪得防风"的意义是

142. 玉屏风散中"防风得黄芪"的意义是

[143 ~ 144]

  A. 温化痰饮　B. 温阳补火

  C. 温通阳气　D. 调血分瘀滞

  E. 补肝脾，益精血

143. 肾气丸中牡丹皮配伍桂枝，其意义是

144. 肾气丸中泽泻、茯苓配伍桂枝，其意义是

[145 ~ 146]

  A. 厚朴　　　B. 紫苏叶

  C. 半夏　　　D. 茯苓

  E. 生姜

145. 半夏厚朴汤中能够助半夏化痰，符合"治痰不理脾胃非其治也"之说的药物是

146. 半夏厚朴汤中能够助厚朴行气宽胸，宣通郁结之气的药物是

[147 ~ 148]

  A. 清宣温燥，润肺止咳

  B. 清肺润燥，益气养阴

  C. 清养肺胃，降逆下气

  D. 增液润燥

  E. 轻宣凉燥，理肺化痰

147. 清燥救肺汤的功效是

148. 桑杏汤的功效是

[149 ~ 150]

  A. 甘露消毒丹

  B. 藿香正气散

  C. 三仁汤

  D. 五苓散

  E. 猪苓汤

149. 可治疗湿温时疫，邪在气分，湿热并重证的方剂是

150. 可治疗湿温初起或暑温夹湿之湿重于热证的方剂是

中医临床部分

一、A1 型题（每道试题由一个题干和
A、B、C、D、E 五个备选答案组
成。备选答案中只有一个答案为正
确答案，其余四个均为干扰答案）

1. 哮喘"夙根"论的实质是
   A. 肾不纳气
   B. 湿困中焦
   C. 六淫外邪犯肺
   D. 肺气上逆
   E. 脏腑阴阳失调

2. 热病后期损及心阴而心悸的患者，
   宜选用的方剂是
   A. 炙甘草汤加减
   B. 生脉散加减
   C. 真武汤加减
   D. 独参汤加减
   E. 归脾汤加减

3. 咳嗽的基本病机为
   A. 邪犯卫表，风寒外束
   B. 卫表不和，肺失宣肃
   C. 邪犯于肺，肺气上逆
   D. 肺气上逆，宣降失职
   E. 虚体虫侵，阴虚火旺

4. 治疗肺痈时以祛邪为原则，应采用
   的治法是
   A. 清热解毒，化瘀排脓
   B. 清热解毒，凉血止血
   C. 清热解毒，宣肺平喘
   D. 清热解毒，消肿敛疮

   E. 清热解毒，活血通络

5. 泄泻之肾阳虚衰证的患者，若脾虚
   肾寒不著，反见心烦嘈杂，大便夹
   有黏胨，表现为寒热错杂之证候。
   此时可改服的方剂是
   A. 胃关煎加减
   B. 补中益气汤加减
   C. 真人养脏汤加减
   D. 乌梅丸加减
   E. 附子理中丸加减

6. 轻度胸痹的病机为
   A. 痰瘀交阻，壅塞胸中，气机痹阻
   B. 痰火扰心，水饮上凌
   C. 气血阴阳亏虚，心失所养
   D. 胸阳不振，阴寒之邪上乘，阻滞
      气机
   E. 心血瘀阻，气血运行不畅

7. 不属于不寐之虚证病机的是
   A. 心肾不交，水火不济
   B. 心虚胆怯
   C. 肝郁化火
   D. 心神失养
   E. 心脾两虚

8. 虚寒痢的治法是
   A. 温中清肠，调气化滞
   B. 养阴和营，清肠化湿
   C. 温中燥湿，调气和血
   D. 温补脾肾，收涩固脱

E. 清肠化湿，调气和血

9. 治疗因痰火扰神致痫病时，选用的方剂是

A. 癫狂梦醒汤加减

B. 二阴煎合琥珀养心丹加减

C. 定痫丸加减

D. 龙胆泻肝汤合涤痰汤加减

E. 左归丸合天王补心丹加减

10. 腹痛之肝郁气滞证的治法是

A. 疏肝解郁，理气止痛

B. 疏肝解郁

C. 疏肝理气，活血通络

D. 疏肝理气，运脾利湿

E. 疏肝解郁，理气畅中

11. 治疗因肺热津伤致消渴时，选用的方剂是

A. 玉女煎加减

B. 消渴方加减

C. 金匮肾气丸加减

D. 玉泉丸加减

E. 六味地黄丸加减

12. 胁痛初起的病机多为

A. 湿浊中阻　　　B. 脾肾阳虚

C. 肝肾阴虚　　　D. 瘀血阻滞

E. 肝郁气滞

13. 中风之风阳上扰证的患者，若夹有痰浊，胸闷，恶心，苔腻，此时可配伍的药物是

A. 竹沥、川贝母

B. 石菖蒲、远志

C. 茯苓、橘红

D. 天竺黄、黄连

E. 胆南星、郁金

14. 治疗因脾阳虚衰致水肿时，选用的方剂是

A. 温脾汤加减

B. 附子理中丸加减

C. 实脾饮加减

D. 小建中汤加减

E. 理中丸加减

15. 治疗因胃热壅盛致吐血时，选用的方剂是

A. 玉女煎加减

B. 黄土汤加减

C. 归脾汤加减

D. 加味清胃散合泻心汤加减

E. 泻心汤合十灰散加减

16. 在中医外科学范畴中，"痰"指的是

A. 凡肛门、耳道、鼻孔等人之九窍中，有小肉突起者

B. 患处已化脓，用手按压时感觉内有波动感

C. 发于皮里膜外、筋肉骨节之间，或软或硬，或按之有囊性感的包块，多为阴证

D. 体表外科疾病尚未溃破的肿块

E. 溃后疮口缩小，或切口不当，致使空腔较大，有如口袋之形，脓液不易排出而蓄积袋底

17. 患处红热疼痛等急性症状消失，炎症局限，逐渐形成一个稍红微热隐痛的木硬肿块，消之不散，亦不作脓。此为

A. 阴证

B. 半阴半阳证

C. 阳证

D. 表证

E. 里证

18. 肿而不硬，皮色不泽，苍白或紫暗，皮肤清冷，常伴有酸痛，得暖则舒。其性质为

　　A. 风肿　　　　　　B. 寒肿

　　C. 气肿　　　　　　D. 虚肿

　　E. 湿肿

19. 疗疮的"走黄"之象是

　　A. 疮面多呈翻花如岩穴，有的在溃疡底部见有珍珠样结节，内有紫黑坏死组织，渗流血水，伴腥臭味

　　B. 色泽红活鲜润，疮面液稠厚黄白，腐肉易脱，新肉易生，疮口易收，知觉正常

　　C. 疮面腐肉已尽，而脓水灰薄，新肉不生，状如镜面，光白板亮

　　D. 疮面色泽灰暗，脓液清稀，或时流血水，腐肉不脱，或新肉不生，疮口经久难敛，疮面不知痛痒

　　E. 疮顶突然陷黑无脓，四周皮肤暗红，肿势扩散

20. 皮肤病之皮损焮红灼热，脓疱、糜烂，并伴壮热烦躁，口干喜冷饮，溲赤便干，舌质红，苔黄腻或黄糙，脉洪数者，如颈痈、流注、接触性皮炎、脓疱疮等。其适宜的治法是

　　A. 清气分热法

　　B. 清心开窍法

　　C. 养阴清热法

　　D. 清热解毒法

　　E. 清热凉血法

21. 凡外疡初起，肿块局限者，一般宜用的药物是

　　A. 清热药　　　　　　B. 消散药

　　C. 平胬药　　　　　　D. 腐蚀药

　　E. 提脓祛腐药

22. 不属于疖疮特点的是

　　A. 肿势局限

　　B. 疼痛

　　C. 易溃

　　D. 突起根深

　　E. 范围多在 3cm 左右

23. 有头疽的病机是

　　A. 阴虚火旺，灼津为痰，痰火凝结

　　B. 内郁湿火，外感风邪，两相搏结，蕴阻肌肤

　　C. 血热火毒

　　D. 外感风温、湿热，内有脏腑蕴毒，内外邪毒互相搏结，凝聚肌肤

　　E. 聚湿生浊，邪毒湿浊留阻于肌肤，郁结不散

24. 在乳房部最常见的良性肿瘤，好发于 20～25 岁青年妇女，形如丸卵，质地坚实，边界清楚，表面光滑，推之活动。此为

　　A. 乳痈　　　　　　B. 乳核

　　C. 乳岩　　　　　　D. 乳癖

　　E. 乳漏

25. 毛细血管瘤的特点是

　　A. 多发生在颜面、颈部

　　B. 肿物有很大压缩性

　　C. 随患肢抬高而缩小

　　D. 外伤后可引起出血、继发感染

E. 呈局限性半球形、扁平状或高出皮面的隆起物

C. 太子参、覆盆子、石斛、当归

D. 丹参、琥珀、王不留行、地龙

E. 玄参、女贞子、山茱萸、地龙

26. 为皮肤上局限性水肿隆起，常突然发生，迅速消退，不留任何痕迹，发作时伴有剧痒。其为

A. 疹　　　　　　B. 丘疹

C. 风团　　　　　D. 结节

E. 脓疱

31. 参与月经产生活动的经络不包括

A. 任脉　　　　　B. 冲脉

C. 带脉　　　　　D. 督脉

E. 阴维脉

27. 白疕的临床特点是

A. 丘疹表面覆盖多层干燥银白色鳞屑

B. 初起为绿豆大小的丘疹

C. 为暗红色的丘疹

D. 只可融合成圆状斑片，边界清楚

E. 刮除薄膜后皮肤恢复较快

32. 肾气虚，摄纳或系胞无力，可导致的妇科疾病是

A. 滑胎　　　　　B. 月经过多

C. 子宫脱垂　　　D. 崩漏

E. 产后恶露不绝

33. 心火偏亢，肾水不足，则水火失济，可导致的妇科疾病是

A. 子淋　　　　　B. 脏躁

C. 恶阻　　　　　D. 崩漏

E. 妊娠心烦

28. 盘状局限型及亚急性皮肤型红斑狼疮多属

A. 脾肾阳虚证

B. 热毒炽盛证

C. 气滞血瘀证

D. 阴虚火旺证

E. 脾虚肝旺证

34. 月经病之虚证的治法是

A. 疏肝理气活血

B. 补肾扶脾养血

C. 健脾益气养血

D. 补脾益肾活血

E. 疏肝理气养血

29. 治疗因气滞血瘀致肛裂时，宜选用的方剂是

A. 青蒿鳖甲汤合三妙丸加减

B. 六磨汤加减

C. 桃红四物汤合失笑散加减

D. 润肠汤加减

E. 凉血地黄汤合脾约麻仁丸加减

35. 月经过少之虚证的治法重在

A. 清热养阴益气

B. 活血通利

C. 疏肝解郁调经

D. 补肾滋肾

E. 疏肝补肾调经

30. 治疗因肾阴亏虚致前列腺增生症时，应用知柏地黄丸加

A. 麦冬、天冬、玄参、石斛

B. 玄参、石斛、当归、麦冬

36. 对于围经期崩漏患者，需尽快消除因崩漏造成的贫血和虚弱症状。为善其后可选的方剂是

A. 十全大补汤加减

B. 八珍汤加减

C. 人参养荣汤加减

D. 四君子汤加减

E. 四物汤加减

37. 导致闭经之气滞血瘀证的病因是

A. 先天禀赋不足

B. 久病大病

C. 经行之际，感受寒邪

D. 房事不节

E. 饮食不节伤脾

38. 治疗因脾虚肝郁致经断复来时，选用的方剂是

A. 顺经汤加减

B. 二仙汤加减

C. 丹栀逍遥散加减

D. 安老汤加减

E. 清肝引经汤加减

39. 妊娠 12 周内，胚胎自然殒堕者，称为

A. 半产　　　　　B. 小产

C. 堕胎　　　　　D. 漏产

E. 暗产

40. 不属于胎元饮药物组成的是

A. 黄芪、熟地黄

B. 人参、炙甘草

C. 白术、白芍

D. 当归、陈皮

E. 熟地黄、杜仲

41. "新产妇人有三病" 指的是

A. 产后痉证，产后郁冒，产后血劳

B. 产后痉证，产后血晕，产后子痫

C. 产后痉证，产后郁冒，产后大便难

D. 产后郁冒，产后血晕，产后血劳

E. 产后痉证，产后大便难，产后身痛

42. 治疗产后发热之外感风寒证，宜选用荆穗四物汤，并加入的药物是

A. 生姜　　　　　B. 紫苏叶

C. 炒牛蒡子　　　D. 柴胡

E. 麻黄

43. 产后恶露不绝是指产后血性恶露的持续时间是

A. 15 天以上　　　B. 5 天以上

C. 1 个月　　　　D. 20 天以上

E. 10 天以上

44. 急性盆腔炎的主要病因是

A. 风湿　　　　　B. 热毒

C. 湿热　　　　　D. 血瘀

E. 寒湿

45. 治疗因肾阳虚致不孕症时，选用的方剂是

A. 温胞饮加减

B. 毓麟珠加减

C. 开郁种玉汤加减

D. 左归丸加减

E. 少腹逐瘀汤加减

46. 3 周岁幼儿的标准身高约为

A. 91cm　　　　　B. 87cm

C. 95cm　　　　　D. 89cm

E. 93cm

47. 13 个月幼儿的乳牙数量约为

A. 10 颗　　　　　B. 9 颗

C. 8 颗　　　　　D. 11 颗

E. 6 颗

48. 小儿发病容易，突出表现的脏腑是

　　A. 心、肝、脾

　　B. 心、脾、肾

　　C. 肺、脾、肾

　　D. 肝、肺、脾

　　E. 脾、胃、胆

49. 小儿目眶凹陷，啼哭无泪，其病机多为

　　A. 元气虚惫　　　B. 肾精不足

　　C. 脾虚气弱　　　D. 阴津大伤

　　E. 风热上攻

50. 新生儿牙龈上有白色斑块、斑点，此为

　　A. 牙结石　　　B. 牙龈炎

　　C. 白喉　　　　D. 马牙

　　E. 鹅口疮

51. 小儿中药用量超过成人一般剂量时，常用于治疗的疾病是

　　A. 高热惊厥

　　B. 流行性乙型脑炎

　　C. 外感病

　　D. 猩红热

　　E. 佝偻病

52. 我国有给初生儿祛除胎毒的传统方法，适用于胎毒之脾胃薄弱证的治法是

　　A. 黄柏法　　　B. 大黄法

　　C. 黄连法　　　D. 茵陈法

　　E. 豆豉法

53. 导致新生儿病理性黄疸形成的原因不包括

　　A. 胎禀湿蕴　　　B. 气滞血瘀

　　C. 寒湿阻滞　　　D. 湿热郁蒸

　　E. 先天禀赋不足

54. 小儿感冒后出现心神不安，睡卧不实，惊惕抽风，此为

　　A. 感冒夹滞　　　B. 感冒夹惊

　　C. 感冒夹湿　　　D. 感冒夹痰

　　E. 感冒夹瘀

55. 小儿厌食之脾胃阴虚证的治法是

　　A. 健脾助运，消食化滞

　　B. 健脾益气，佐以助运

　　C. 滋脾养胃，佐以助运

　　D. 消乳化食，和中导滞

　　E. 调和脾胃，运脾开胃

56. 五迟、五软之心脾两虚证的主要特征是

　　A. 舌质胖，苔少，脉细缓，指纹色淡

　　B. 舌质淡，舌苔少，脉沉细无力，指纹淡

　　C. 舌质不红，舌苔薄白或白腻，脉浮紧，指纹浮红

　　D. 舌红苔黄，脉滑数，指纹紫滞

　　E. 舌体胖，有瘀斑、瘀点，苔腻，脉沉涩或滑，指纹暗滞

57. 治疗因邪入肺胃致小儿麻疹时，宜选用的方剂是

　　A. 羚角钩藤汤加减

　　B. 沙参麦冬汤加减

　　C. 宣毒发表汤加减

　　D. 麻黄杏仁甘草石膏汤加减

　　E. 清解透表汤加减

58. 小儿痄腮之热毒壅盛证的治法是

　　A. 清热解毒，息风开窍

　　B. 清肝泻火，活血止痛

C. 清热解毒，软坚散结

D. 清热凉血，消肿止痛

E. 疏风清热，散结消肿

59. 治疗乙脑急性期邪入营血证，宜选用的方剂是

A. 犀角地黄汤合增液汤加减

B. 清瘟败毒饮加减

C. 涤痰汤加减

D. 新加香薷饮加减

E. 青蒿鳖甲汤加减

60. 夏季热的发病年龄多为

A. 0 ~ 5 岁   B. 6 个月至 3 岁

C. 1 ~ 3 岁   D. 2 ~ 5 岁

E. 3 ~ 6 岁

61. 从尾骨下长强穴分出后，散布于头部，并走向背部两侧足太阳膀胱经的络脉是

A. 胃之大络

B. 脾之大络

C. 督脉的别络

D. 任脉的别络

E. 心包络

62. 具有双向的良性调整作用和相对的特异性治疗作用的腧穴是

A. 期门   B. 曲池

C. 天枢   D. 解溪

E. 太溪

63. 在外展上臂时肩峰前下方的凹陷中可取的腧穴为

A. 臑俞   B. 天宗

C. 天髎   D. 肩井

E. 肩髃

64. 迎香穴既能治疗鼻塞，衄血，口㖞，又能治疗

A. 眩晕   B. 目赤肿痛

C. 肩臂疼痛   D. 咽喉肿痛

E. 胆道蛔虫病

65. 隐白穴归属的经脉是

A. 手少阴心经

B. 足厥阴肝经

C. 足太阴脾经

D. 足阳明胃经

E. 手太阳小肠经

66. 不属于阴陵泉穴主治病证的是

A. 妇科、男科病证

B. 脾湿证

C. 皮肤疾病

D. 泌尿系统疾病

E. 下肢病证

67. 肝俞穴的定位是

A. 脊柱区，第 8 胸椎棘突下，后正中线旁开 1.5 寸

B. 脊柱区，第 9 胸椎棘突下，后正中线旁开 1.5 寸

C. 脊柱区，第 7 胸椎棘突下，后正中线旁开 1.5 寸

D. 脊柱区，第 4 腰椎棘突下，后正中线旁开 1.5 寸

E. 脊柱区，第 2 腰椎棘突下，后正中线旁开 1.5 寸

68. 位于三角肌区，肩峰角与肱骨大结节两骨间凹陷中的腧穴是

A. 巨骨   B. 肩髎

C. 肩井   D. 肩贞

E. 天泉

69. 神庭穴的定位是

A. 在头部，前发际正中直上 5 寸

B. 在头部，前发际正中直上 3 寸

C. 在头部，前发际正中直上 1.5 寸

D. 在头部，前发际正中直上 1 寸

E. 在头部，前发际正中直上 0.5 寸

70. 屈膝，在髌韧带两侧凹陷处的腧穴是

A. 委中　　　　B. 血海

C. 阴陵泉　　　D. 阳陵泉

E. 膝眼

71. 治疗肝病取期门、太冲配阳陵泉，此法属于

A. 前后配穴法

B. 表里经配穴法

C. 左右配穴法

D. 本经配穴法

E. 同名经配穴法

72. 手少阳三焦经的募穴是

A. 石门　　　　B. 期门

C. 京门　　　　D. 中极

E. 日月

73. 针灸治疗腰痛的主穴是

A. 腰夹脊、阿是穴、太溪

B. 申脉、阿是穴、后溪

C. 肾俞、阿是穴、太溪

D. 大肠俞、阿是穴、委中

E. 膈俞、阿是穴、次髎

74. 虚秘兼阴伤津亏者，可针刺的腧穴是

A. 合谷、曲池、太冲、足三里、脾俞

B. 关元、脾俞、气海、太冲、中脘

C. 足三里、脾俞、气海、照海、太溪

D. 神阙、关元、脾俞、气海、照海

E. 太冲、中脘、足三里、脾俞、太溪

75. 为膀胱之俞募配穴，具有振奋膀胱气化功能的腧穴是

A. 中极、膀胱俞

B. 关元、膀胱俞

C. 三阴交、膀胱俞

D. 肾俞、膀胱俞

E. 气海、膀胱俞

二、A2 型题（每道试题由一个简要病历作为题干，一个引导性问题和 A、B、C、D、E 五个备选答案组成。备选答案中只有一个答案为正确答案，其余四个均为干扰答案）

76. 患者出现身热，微恶风寒，少汗，头昏，心烦，口干咽燥，干咳少痰，舌红少苔，脉细数。其治法为

A. 辛温解表　　B. 益气解表

C. 辛凉解表　　D. 滋阴解表

E. 清暑祛湿解表

77. 患者出现心悸不宁，易惊易恐，坐卧不安，睡觉容易惊醒，恶闻声响，食少纳呆，苔薄白，脉细弦。其治法为

A. 镇惊定志，养心安神

B. 滋阴清火，养心安神

C. 补血养心，益气安神

D. 振奋心阳，化气行水，宁心安神

E. 温补心阳，安神定悸

78. 患者出现神思恍惚，魂梦颠倒，心悸易惊，善悲欲哭，肢体困乏，饮

食锐减，言语无序，舌淡，苔薄白，脉沉细无力。此证候为

A. 狂证之痰火扰神证

B. 癫证之痰气郁结证

C. 狂证之火盛阴伤证

D. 癫证之心脾两虚证

E. 不寐之心肾不交证

79. 患者，女，43 岁，症见胃痛如针刺，痛有定处，拒按，痛时持久，食后加剧，入夜尤甚，排黑便，舌紫暗，脉涩。宜选用的方剂是

A. 一贯煎合芍药甘草汤加减

B. 良附丸加减

C. 失笑散合丹参饮加减

D. 黄芪建中汤加减

E. 柴胡疏肝散加减

80. 患者出现痢下赤白黏胨，白多赤少，腹痛拘急，里急后重，口淡乏味，脘胀腹满，头身困重，舌淡，舌苔白腻，脉濡缓。其治法为

A. 养阴和营，清肠化湿

B. 温补脾肾，收涩固脱

C. 清热解毒，凉血除积

D. 清肠化湿，调气和血

E. 温中燥湿，调气和血

81. 患者，女，56 岁，症见大便干结，面色无华，头晕目眩，心悸气短，健忘，口唇色淡，舌淡苔白，脉细。宜选用的方剂是

A. 济川煎加减

B. 六磨汤加减

C. 润肠丸加减

D. 增液汤加减

E. 麻子仁丸加减

82. 患者出现身目俱黄，黄色晦暗，如烟熏，脘腹痞胀，纳少，大便不实，神疲畏寒，口淡不渴，舌淡苔腻，脉濡缓。宜选用的方剂是

A. 茵陈五苓散合甘露消毒丹加减

B. 千金犀角散加味

C. 大柴胡汤加减

D. 茵陈蒿汤加减

E. 茵陈术附汤加减

83. 患者，女，家人去世后精神恍惚，心神不宁，多疑易惊，悲忧善哭，喜怒无常，出现手舞足蹈表现，舌质淡，脉弦。宜选用的方剂是

A. 柴芩温胆汤加减

B. 半夏厚朴汤加减

C. 柴胡疏肝散加减

D. 归脾汤加减

E. 甘麦大枣汤加减

84. 患者出现吐血，色紫暗，口苦胁痛，心烦易怒，寐少梦多，舌质红绛，脉弦数。其治法为

A. 清胃泻火，化瘀止血

B. 泻肝清胃，凉血止血

C. 健脾益气摄血

D. 清热利湿，凉血止血

E. 滋阴降火，凉血止血

85. 患者 1 个月前左腿红赤肿胀、灼热疼痛，长水疱，其色紫斑，如今结毒化脓，反复发作，伴有发热，纳呆，舌红，苔黄腻，脉滑数。此证候是

A. 丹毒之湿热毒蕴证

B. 丹毒之风热毒蕴证

C. 丹毒之肝脾湿火证

D. 丹毒之胎火蕴毒证

E. 丹毒之热毒蕴结证

86. 患者颈部疮口处脓出清稀，夹有败絮样物，形体消瘦，精神倦怠，面色无华，舌淡质嫩，苔薄，脉细。此治法为

A. 疏肝理气，化痰散结

B. 利湿清热解毒

C. 滋阴降火

D. 凉血清热解毒

E. 益气养血

87. 患者，女，47岁，经事紊乱，素有经前期乳房胀痛，有多次流产史，乳房结块坚硬，舌淡，苔薄，脉弦细。此治法为

A. 补益气血，宁心安神

B. 健脾和胃

C. 调补气血，清热解毒

D. 疏肝解郁，化痰散结

E. 调摄冲任，理气散结

88. 患儿，1岁，症见皮肤潮红，红斑水疱，抓痒流滋，甚则黄水淋漓、糜烂，结黄色痂皮，大便干，小便黄赤，苔黄腻，脉滑数。宜选用的方剂是

A. 当归饮子加减

B. 除湿胃苓汤加减

C. 消风导赤汤加减

D. 四物消风饮加减

E. 小儿化湿汤加减

89. 患儿，男，13岁，症见皮肤突起形态不一，大片状红色风团，瘙痒剧烈，发疹的同时伴脘腹疼痛，恶心

呕吐，神疲纳呆，大便泄泻，舌质红，苔黄腻，脉弦滑数。宜选用的方剂是

A. 麻黄桂枝各半汤加减

B. 防风通圣散加减

C. 当归饮子加减

D. 四物消风饮加减

E. 消风散加减

90. 患者，男，18岁，症见胸背皮疹颜色暗红，以结节、脓肿、囊肿、瘢痕为主，经久难愈，伴纳呆腹胀，舌质暗红，苔黄腻，脉弦滑。施以二陈汤合桃红四物汤加减，并可外敷的药物是

A. 一扫光   B. 四黄膏

C. 金黄膏   D. 颠倒散

E. 醋酸液

91. 患者，男，28岁，症见便时肛内肿物脱出，轻重不一，色淡红，伴有肛门坠胀，大便带血，神疲乏力，食欲不振，甚则头昏耳鸣，腰膝酸软，舌淡，苔薄白，脉细弱。宜选用的方剂是

A. 六磨汤加减

B. 润肠汤加减

C. 萆薢渗湿汤加减

D. 补中益气汤加减

E. 青蒿鳖甲汤合三妙丸加减

92. 患者，45岁，症见小腿青筋怒张，局部发痒，红肿疼痛，继则破溃，滋水淋漓，疮面腐暗，伴便秘，小便黄赤，苔黄腻，脉滑数。此治法是

A. 活血化瘀，和营消肿

B. 益气活血，祛瘀生新

C. 补中益气，活血舒筋

D. 清热利湿，和营解毒

E. 暖肝散寒，益气通脉

93. 患者，32 岁，重度烧伤。症见神疲倦卧，面色苍白，呼吸气微，表情淡漠，嗜睡，自汗肢冷，体温不升反低，尿少，全身水肿，创面大量液体渗出，舌淡暗，苔灰黑，脉虚大无力。宜选用的方剂是

A. 四逆汤、参附汤合生脉散加味

B. 清营汤加减

C. 托里消毒散加减

D. 益胃汤合参苓白术散加减

E. 黄连解毒汤合犀角地黄汤加减

94. 患者，女，27 岁，近 1 年半月经周期提前 10 天左右，经量较少，色淡暗，质清稀，并自觉腰膝酸软，头晕耳鸣，面色晦暗，舌淡暗，苔白润，脉沉细。宜选用的方剂是

A. 两地汤加减

B. 清经散加减

C. 丹栀逍遥散加减

D. 补中益气汤加减

E. 固阴煎加减

95. 患者，女，52 岁，症见停经数月后暴下不止，血色淡暗质稀，面色晦暗，肢冷畏寒，腰膝酸软，小便清长，夜尿多，眼眶暗，舌淡暗，苔白润，脉沉细无力。宜选用的方剂是

A. 右归丸加减

B. 逐瘀止血汤加减

C. 固本止崩汤加减

D. 滋阴固气汤加减

E. 加减苁蓉菟丝子丸化裁

96. 患者，女，33 岁，症见经期 1～2 天内小腹绵绵作痛，伴腰骶酸痛，经色暗淡，量少质稀薄，头晕耳鸣，面色晦暗，健忘失眠，舌淡红，苔薄，脉沉细。其治法是

A. 理气行滞，化瘀止痛

B. 清热除湿，化瘀止痛

C. 补肾益精，养血止痛

D. 益气养血，调经止痛

E. 温经散寒，化瘀止痛

97. 患者，女，43 岁，症见月经后出现五更泄泻，经色淡，质清稀，腰膝酸软，头晕耳鸣，畏寒肢冷，舌淡，苔白，脉沉迟。宜选用的方剂是

A. 参苓白术散加减

B. 健固汤合四神丸加减

C. 保和丸加减

D. 痛泻要方加减

E. 葛根黄芩黄连汤加减

98. 患者，女，52 岁，症见月经紊乱，量少，乍寒乍热，烘热汗出，头晕耳鸣，健忘，腰背冷痛，舌淡，苔薄，脉沉弱。宜选用二仙汤合二至丸，并加入

A. 女贞子、菟丝子、鳖甲、龟甲

B. 何首乌、龙骨、牡蛎

C. 肉苁蓉、墨旱莲、酸枣仁、牡蛎

D. 鹿茸、紫河车、墨旱莲、何首乌

E. 龙骨、牡蛎、鳖甲、龟甲

99. 患者，女，31 岁，妊娠 3 个月，恶阻经治未愈，如今呕吐剧烈，偶尔吐苦黄水甚则血水，不欲饮食，精神萎靡，形体消瘦，眼眶下陷，双目无神，四肢乏力，尿少便秘，唇舌干燥，舌质红，苔薄黄而干，脉细滑数无力。此证候为

    A. 气阴两虚证

    B. 脾胃虚弱证

    C. 肝胃不和证

    D. 脾肾阳虚证

    E. 心阴不足证

100. 患者，女，32 岁，结婚 3 年未孕，症见月经先后无定期，经量多少不一，行经时腹痛，经前烦躁易怒，胸胁乳房胀痛，精神抑郁，善太息，舌暗红，边有瘀斑，脉弦细。宜选用的方剂是

    A. 毓麟珠加减

    B. 苍附导痰丸加减

    C. 开郁种玉汤加减

    D. 育阴汤加减

    E. 少腹逐瘀汤加减

101. 患者，女，分娩后出现子宫脱出于阴道口外，阴道壁松弛膨出，劳则加重，小腹下坠，身倦懒言，面色不华，四肢乏力，小便频数，带下量多，质稀色淡，舌淡苔薄，脉缓弱。其治法是

    A. 补肾固脱，益气升提

    B. 健脾补肾，升举阳气

    C. 温肾纳气，升阳举陷

    D. 补中益气，升阳举陷

    E. 健脾固脱，升举阳气

102. 患者，女，64 岁，绝经 13 年，症见阴部瘙痒难忍，干涩灼热，夜间加重，会阴部肤色变浅白，皮肤粗糙，皲裂破溃，伴有眩晕耳鸣，五心烦热，烘热汗出，腰酸腿软，口干不欲饮，舌红苔少，脉细数无力。其治法是

    A. 清热利湿，滋阴补肾

    B. 养阴清热，杀虫止痒

    C. 清热利湿，杀虫止痒

    D. 疏肝健脾，养阴止痒

    E. 滋阴补肾，清肝止痒

103. 患儿，男，1 岁 3 个月，症见体短形瘦，头大囟张，头发稀黄，耳壳软，哭声低微，肌肤不温，指甲软短，骨弱肢柔，指纹淡。宜选用的方剂是

    A. 保元汤加减

    B. 六味地黄丸加减

    C. 金匮肾气丸加减

    D. 右归丸加减

    E. 补肾地黄丸加减

104. 患儿，5 岁，干咳 5 日，痰少而黏，不易咳出，口渴咽干，喉痒，声音嘶哑，手足心热，舌红，少苔，脉细数。宜选用的方剂是

    A. 金沸草散加减

    B. 桑菊饮加减

    C. 沙参麦冬汤加减

    D. 清金化痰汤加减

    E. 苏子降气汤加减

105. 患儿，6 岁，持续高热 3 日，咳嗽剧烈，气急鼻扇，涕泪俱无，鼻孔干燥，面赤唇红，烦躁口渴，

溲赤便秘，舌红而干，舌苔黄腻，脉洪数，指纹紫滞。其治法为

A. 清热解毒，泻肺开闭

B. 清热涤痰，开肺定喘

C. 辛凉宣肺，清热化痰

D. 补肺健脾，益气化痰

E. 养阴清肺，润肺止咳

106. 患儿，2岁，症见泻下不止，次频量多，精神萎靡，表情淡漠，面色苍白，哭声微弱，啼哭无泪，尿少，四肢厥冷，舌淡无津，脉沉细欲绝。宜选用的方剂是

A. 生脉散合参附龙牡救逆汤加减

B. 人参乌梅汤加减

C. 参苓白术散加减

D. 葛根黄芩黄连汤加减

E. 附子理中汤合四神丸加减

107. 患儿，2岁，症见不思乳食，嗳腐酸馊，脘腹胀满疼痛，大便酸臭，烦躁啼哭，夜眠不安，手足心热，舌质红，苔白厚，脉弦滑，指纹紫滞。其治法为

A. 健脾益气，佐以助运

B. 调和脾胃，运脾开胃

C. 健脾助运，消食化滞

D. 滋脾养胃，佐以助运

E. 消乳化食，和中导滞

108. 患儿，1周岁，语言发育迟滞，精神呆滞，智力低下，头发生长迟缓，发稀萎黄，四肢痿软，肌肉松弛，口角流涎，吮吸咀嚼无力，纳食欠佳，大便秘结，舌胖，苔少，脉细缓，指纹色淡。其治法为

A. 健脾养心，补益气血

B. 补益脾肾，填精益髓

C. 补肾益智，健脾益气

D. 补肾填髓，养肝强筋

E. 涤痰开窍，活血通络

109. 患儿，5岁，壮热持续，起伏如潮，每潮一次，疹随外出，先从耳后发际开始继发全身，疹点初期细小而稀少，渐次加密，疹色先红后暗，稍见凸起，触之碍手，压之褪色，伴有口渴引饮，目赤眵多，咳嗽加剧，烦躁嗜睡，大便干结，小便短少，舌质红赤，舌苔黄腻，脉数有力。其治法为

A. 养阴益气，清解余邪

B. 辛凉透表，清宣肺卫

C. 清凉解毒，透疹达邪

D. 清热解毒，利咽消肿

E. 平肝息火，清心开窍

110. 患儿，1岁，症见发热恶风，喷嚏流涕，轻微咳嗽，精神倦怠，胃纳欠佳，疹色浅红，先起于头面、躯干，随即遍及四肢，分布均匀，稀疏细小，2日开始逐渐消退，有瘙痒感，耳后及枕部臖核肿大有压痛，舌质偏红，舌苔薄白，脉浮数。宜选用的方剂是

A. 透疹凉解汤加减

B. 羚角钩藤汤加减

C. 宣毒发表汤加减

D. 银翘散加减

E. 麻黄杏仁甘草石膏汤加减

111. 患儿，3岁，壮热39.3℃，持续不退，烦躁不安，口渴欲饮，面红

目赤，皮疹分布较密，疹色紫暗，疱浆浑浊，可见出血性皮疹、紫癜，大便干结，小便短黄，舌绛，苔黄糙而干，脉数有力。此证为

A. 热毒壅盛证

B. 邪炽气营证

C. 邪伤肺卫证

D. 邪侵脾胃证

E. 邪犯少阳证

112. 患者，女，29 岁，外出住酒店，晨起出现项背强痛，低头加重，压痛明显。除主穴外，还可针刺的腧穴是

A. 大椎、束骨

B. 风池、合谷

C. 风池、肩井

D. 内关、合谷

E. 肩髃、天宗

113. 患者，49 岁，痹证 1 年，症见腿和关节疼痛无定处，舌质淡，苔薄白，脉浮。除主穴外，还可针刺的腧穴是

A. 肾俞、关元

B. 地机、三阴交

C. 膈俞、血海

D. 大椎、曲池

E. 阴陵泉、足三里

114. 患者，男，45 岁，眩晕半年，症见头重昏蒙，伴视物旋转，胸闷恶心，舌苔白腻，脉弦滑。除主穴外，还可针刺的腧穴是

A. 气海、脾俞、胃俞

B. 行间、侠溪、太溪

C. 太阳、百会、太溪

D. 头维、中脘、丰隆

E. 太溪、悬钟、三阴交

115. 患者，男，16 岁，感冒 2 日，恶寒重，发热轻，无汗，喷嚏，苔薄白，脉浮紧。除主穴外，还可针刺的腧穴是

A. 大椎、神阙

B. 风门、肺俞

C. 少商、商阳

D. 曲池、尺泽

E. 足三里

116. 患者，女，41 岁，胃脘灼热隐痛数月，似饥而不欲食，口燥咽干，大便干结，舌红少津，脉细数。除针刺中脘、足三里、内关穴外，还可配合的腧穴是

A. 关元、脾俞、胃俞

B. 胃俞、三阴交、内庭

C. 膈俞、三阴交

D. 梁门、下脘

E. 胃俞、梁门

117. 患者，女，48 岁，症见大便时溏时泻，迁延反复，稍进油腻食物则便次增多，面黄神疲，舌淡苔白，脉细弱。除针刺神阙、天枢、足三里、公孙穴外，还可配合的腧穴是

A. 脾俞、百会

B. 脾俞、太白

C. 肝俞、太冲

D. 肾俞、关元

E. 脾俞、三阴交

118. 患者，女，50 岁，崩漏 2 周，出

血量多，色紫红而黏腻，兼带下量多，苔黄腻，脉濡数。除主穴外，还可针刺的腧穴是

A. 膻中、太冲

B. 中极、血海

C. 血海、膈俞

D. 中极、阴陵泉

E. 肾俞、血海

119. 患者，39 岁，症见风团色白，瘙痒，遇风寒加重，舌淡，苔薄白，脉浮紧。除主穴外，还可针刺的腧穴是

A. 脾俞、风门

B. 大椎、风门

C. 风门、肺俞

D. 天枢、足三里

E. 内关、足三里

120. 患者，男，38 岁，两日前突发耳聋，耳闷胀，耳鸣如潮，鸣声隆隆不断，按之不减，伴畏寒，发热，舌红，苔薄，脉浮数。除主穴外，还可针刺的腧穴是

A. 丘墟、合谷

B. 行间、丘墟

C. 气海、足三里

D. 外关、合谷

E. 丰隆、阴陵泉

三、B1 型题（每道试题由 A、B、C、D、E 五个备选答案与二个或二个以上题干组成，五个备选答案在前，题干在后。在一组试题中，每个备选答案可以选用一次或多次，也可一次都不选）

[121～122]

A. 心阳不振　　B. 气滞

C. 寒凝心脉　　D. 心脉瘀滞

E. 心气不足

121. 胸部闷重而病轻，兼见胸胁胀满，善太息，憋气，苔薄白，脉弦。此证为

122. 胸中刺痛，固定不移，痛有定处，夜间多发，舌紫暗或有瘀斑，脉结代或涩。此证为

[123～124]

A. 胃苓汤加减

B. 升阳除湿汤加减

C. 新加香薷饮合六一散加减

D. 纯阳正气丸加减

E. 补中益气汤加减

123. 泄泻之寒湿内盛证，若外感寒湿，饮食生冷，腹痛，泻下清稀。可选用的方剂是

124. 泄泻之湿热伤中证，若在夏暑之间，症见发热头重，烦渴自汗，小便短赤，脉濡数。可选用的方剂是

[125～126]

A. 茵陈五苓散合甘露消毒丹加减

B. 茵陈蒿汤加减

C. 大柴胡汤加减

D. 茵陈术附汤加减

E. 千金犀角散加味

125. 治疗黄疸之胆腑郁热证，宜选用的方剂是

126. 治疗黄疸之热重于湿证，宜选用的方剂是

[127 ~ 128]

A. 有头疽　　　　B. 疔

C. 痈　　　　D. 疖

E. 疡

127. 发生于体表皮肉之间的急性化脓性疾病是

128. 发生于肌肤间的急性化脓性疾病是

[129 ~ 130]

A. 乳房部漏管，多因乳痈、乳发失治，脓出不畅

B. 肿块多发生于乳房一侧，形如丸卵，表面坚实光滑，边界清楚动度好，可推移

C. 乳房出现无痛、无热、皮色不变而质地坚硬的肿块，推之不移，表面不光滑，凹凸不平

D. 月经期双侧乳房胀痛，有大小不等的结节状或片块状肿块，边界不清，质地柔韧

E. 初产妇乳头破碎，或乳头畸形、凹陷，影响充分哺乳，导致乳汁淤积，乳络阻塞结块，郁久化热酿脓而成痈肿

129. 乳癖的特征是

130. 乳核的特征是

[131 ~ 132]

A. 冲和膏　　　　B. 金黄膏

C. 四黄膏　　　　D. 青黛散

E. 一扫光

131. 鼻部有脓疱者，可外用的药物是

132. 鼻部有红斑、丘疹者，可外用的药物是

[133 ~ 134]

A. 逍遥散加减　　　　B. 固阴煎加减

C. 清经散加减　　　　D. 两地汤加减

E. 归脾汤加减

133. 月经先期之阳盛血热证，症见月经量多，色深红或紫红，质黏稠，或伴心烦，面红口干，小便短黄，大便燥结，舌质红，苔黄，脉数或滑数。宜选用的方剂是

134. 月经先期之心脾两虚证，症见月经提前，心悸怔忡，失眠多梦，舌淡苔白，脉细弱。宜选用的方剂是

[135 ~ 136]

A. 上下相资汤加减

B. 左归丸合二至丸加减

C. 逐瘀止血汤加减

D. 举元煎合安冲汤加减

E. 清热固经汤加减

135. 治疗因脾虚致崩漏时，宜选用的方剂是

136. 治疗因虚热致崩漏时，宜选用的方剂是

[137 ~ 138]

A. 大血藤、皂角刺、白芷

B. 板蓝根、黄连、鱼腥草

C. 椿根皮、黄柏、茵陈

D. 牡丹皮、生地黄、青蒿

E. 白芍、土茯苓、地肤子

137. 急性盆腔炎之热毒炽盛证，若带下臭秽明显，可加入的药物是

138. 急性盆腔炎之热毒炽盛证，若盆腔形成脓肿，可加入的药物是

[139 ~ 140]

    A. 气阴不足　　　B. 乳食内停

    C. 气血瘀滞　　　D. 阴伤津亏

    E. 宿食内积

139. 小儿患热性病见剥苔，多为

140. 小儿见舌苔花剥，状如地图，时隐时现，经久不愈，多为

[141 ~ 142]

    A. 健脾益气，佐以助运

    B. 调和脾胃，运脾开胃

    C. 健脾助运，消食化滞

    D. 滋脾养胃，佐以助运

    E. 消乳化食，和中导滞

141. 小儿厌食之脾失健运证的治法是

142. 小儿厌食之脾胃气虚证的治法是

[143 ~ 144]

    A. 心气不足　　　B. 肺气不足

    C. 肾精不足　　　D. 肾气不充

    E. 脾气不足

143. 小儿出现发迟或发稀而枯的原因是

144. 小儿出现口软乏力，咀嚼困难，肌肉软弱，松弛无力的原因是

[145 ~ 146]

    A. 肩臂疼痛，瘰疬

    B. 手臂痹痛、上肢不遂等上肢病

证，热病，眩晕，瘾疹、湿疹、瘰疬等皮外科疾患，癫狂

    C. 头痛、目赤肿痛、口眼㖞斜、耳聋等头面五官诸疾，热病无汗或多汗，经闭、滞产等妇产科病证

    D. 肩臂痛麻、上肢不遂等上肢病证

    E. 齿痛、咽喉肿痛等五官疾患，热病、昏迷等热证、急症，手指麻木

145. 手三里穴的主治病证是

146. 臂臑穴的主治病证是

[147 ~ 148]

    A. 热病，咽喉肿痛，喑哑

    B. 胃痛，失眠，支气管哮喘

    C. 急性吐泻，疼痛，中暑，发热

    D. 局部瘀血，血肿，水肿，顽癣

    E. 疳证，痔疮，癫痫

147. 三棱针刺络法适用于

148. 三棱针挑刺法适用于

[149 ~ 150]

    A. 隐白　　　　　B. 次髎

    C. 中极　　　　　D. 血海

    E. 三阴交

149. 为治疗痛经之经验穴的是

150. 为治疗崩漏之经验穴的是

国家医师资格考试用书

传统医学师承人员出师和确有专长人员考核考前冲刺4套卷

答案解析

刘恩钊　编写

中国健康传媒集团

中国医药科技出版社

目　录

考前冲刺4套卷（一）答案解析

中医基础部分

答案部分：

1	2	3	4	5	6	7	8	9	10
D	E	C	E	B	E	E	C	D	D
11	12	13	14	15	16	17	18	19	20
B	B	C	E	D	B	B	A	C	A
21	22	23	24	25	26	27	28	29	30
B	A	D	A	A	D	A	D	E	B
31	32	33	34	35	36	37	38	39	40
D	B	D	C	C	A	A	E	B	D
41	42	43	44	45	46	47	48	49	50
A	E	A	C	C	E	D	A	B	D
51	52	53	54	55	56	57	58	59	60
E	C	B	A	D	E	D	A	B	A
61	62	63	64	65	66	67	68	69	70
D	C	A	C	D	D	C	A	E	C
71	72	73	74	75	76	77	78	79	80
E	C	C	D	B	B	B	A	C	B
81	82	83	84	85	86	87	88	89	90
D	A	E	E	A	C	C	D	B	E

91	92	93	94	95	96	97	98	99	100
D	B	D	E	C	A	D	C	B	E
101	102	103	104	105	106	107	108	109	110
D	A	B	A	C	A	D	A	B	D
111	112	113	114	115	116	117	118	119	120
C	B	D	C	A	E	D	A	C	D
121	122	123	124	125	126	127	128	129	130
B	E	A	D	B	C	D	A	B	D
131	132	133	134	135	136	137	138	139	140
C	B	E	D	D	D	B	C	D	C
141	142	143	144	145	146	147	148	149	150
A	A	D	B	C	D	A	C	A	D

解析部分：

一、A1 型题

1. 症，指疾病的外在表现，即症状。

2. 凡是剧烈运动的、外向的、上升的、温热的、明亮的，或属于功能方面的，皆为阳。

3. 津液可再分阴阳。津清稀而薄，故属阳；液则稠厚而浊，故属阴。

4. 金的特性：古人称"金曰从革"。"从革"是指"变革"的特性。引申为具有清洁、肃降、收敛等作用的事物，均归属于"金"。

5. 五行之金对应五方之西。

6. 面见青色，喜食酸味，脉现弦象，易怒时可以诊断为肝病。

7. 脾为后天之本，气血生化之源。

8. 肺的生理功能：①肺主气，司呼吸；②肺主宣发与肃降；③肺主通调水道；④肺朝百脉，主治节。

9. 肝与肾的关系，称"肝肾同源"或"乙癸同源"（以天干配五行，肝属乙木，肾属癸水）。

10. 肝在志为怒。

11. 心与小肠通过经脉相互联系，心经属心络小肠，小肠经属小肠络心。其次，肺与大肠、脾与胃、肝与胆、肾与膀胱互为表里。

12. 脑为"元神之府"，是生命的枢机，主宰人体的生命活动。

13. 气的固摄作用：气具有防止精、血、津液等物质无故流失，以及维护脏腑器官各自位置相对稳定的作用。

14. 脾主统血和肝之藏血功能，依赖气的固摄作用，使血液运行于脉中而不逸于脉外。

15. 经络系统，由经脉、络脉及其他连属部分组成。经络系统通过有规律的循行和错综复杂的联络交会，纵横交错，网络全身，把人体的五脏六腑、四肢百骸、五官九窍、皮肉筋脉等组织器官联结成一个统一的有机整体，从而保证人体生命活动的正常进行。

16. 足三阴经均起于足趾，从足趾走向腹腔、胸腔，交手三阴经。

17. 带脉的基本功能：①约束纵行诸经；②主司妇女的带下。

18. 六淫为病，其发病途径多首先侵犯肌表，或从口鼻而入，或两者同时侵袭。如风寒湿邪易犯人肌表，温热燥邪易自口鼻而入。

19. 暑邪的性质及致病特点：①暑为阳邪，其性炎热；②暑性升散，耗气伤津；③暑多夹湿。

20. 饮邪多留于肠胃、胸胁、胸膈及肌肤，相对局限。

21. 结石阻滞气机，损伤脉络。

22. 伏而后发，是指感受邪气后，病邪在体内潜伏一段时间，或在某些诱因的作用下，过时而发病。这种发病形式多见于外感性疾病和某些外伤。外感性疾病多

见于感受温热邪气所形成的"伏气温病"等。《素问·生气通天论》所谓"夏伤于暑，秋为痎疟""冬伤于寒，春必病温"，开创了伏气学说的先河。

23. ①根据相生规律确定的治则治法包括：滋水涵木法，金水相生法，培土生金法，益火补土法等；②根据相克关系确定的治则治法包括：抑木扶土法，培土制水法，佐金平木法，泻南补北法等。

24. 邪气在发病中的作用：①直接导致发病；②影响发病的性质、类型和特点；③影响病情和病位；④某些情况下在发病中起主导作用。

25. 发热重恶寒轻，是风热表证的特征，由外感风热之邪所致。

26. 自觉口中有苦味的症状。见于心火上炎或肝胆火旺，胆气上逆的病证，属热证。

27. 目眩，伴神疲、气短或头晕、耳鸣等时，为中气下陷，清阳不升，或肝肾不足，精血亏虚所致，属虚证。

28. ①病室有血腥味、多为失血证；②病室有腐臭气，多患溃腐疮疡；③病室有尿臊味，多见于水肿晚期；④病室有烂苹果样气味，多见于重症消渴病。

29. 邪盛神乱的临床表现：壮热烦躁，四肢抽搐，或神昏谵语，循衣摸床，撮空理线，或猝倒神昏，两手握固，牙关紧闭等。

30. 小儿指纹色紫红，属里热证。

31. 萎黄：面色淡黄而枯槁无光。

多属脾胃气虚证。

32. 舌色稍红，或仅见舌边尖略红，属外感表热证初起。

33. 苔白如积粉，扪之不燥者，称为积粉苔，常见于瘟疫或内痈等病，为秽浊湿邪与热毒相结而成。

34. 齿痕舌，系舌体胖大而受牙齿挤压所致，故多与胖大舌同见。属脾虚、湿盛证。

35. 独语：自言自语，喃喃不休，见人语止，首尾不续。

36. 咳声如犬吠，伴有声音嘶哑，吸气困难，是肺肾阴虚，疫毒攻喉所致，多见于白喉。

37. 病室有烂苹果样气味（酮体味）时，常见于重症消渴病，由热邪炽盛，阴液大伤，湿热熏蒸所致。

38.《难经》记载：左尺脉可候肾与膀胱。

39. 迟脉：脉来迟缓，一息不足四至（每分钟脉动60次以下）。主治病证：①主寒证，亦可见于邪热结聚之实热证。脉迟有力，主实寒证。脉迟无力，主虚寒证；②脉迟有力，兼壮热，腹满胀硬痛，大便秘结，舌红苔黄燥者，属肠热腑实证。③运动员或经常进行体育锻炼之人，在静息状态下脉来迟而和缓。④正常人入睡后，脉率较慢，属生理性迟脉。

40. 汗出如油而四肢肌肤尚温，脉躁疾无力者，为亡阴证之表现。

41. 表证：发热恶寒并见。

42. 气陷证的临床表现：头晕眼花，气短乏力，脘腹坠胀感，大便稀溏，或便意频频，形体消瘦，或内脏下垂，或脱肛、阴挺，舌淡苔白，脉弱。

43. 血热证的辨证要点：本证以血分热盛为主要病机；以身热口渴、斑疹吐衄、烦躁谵语、舌绛、脉数为主要表现。

44. 心血虚证的临床表现：心悸，头晕眼花，失眠，多梦，健忘，面色淡白或萎黄，唇舌色淡，脉细无力。本证以心悸、失眠、多梦与血虚证并见为主要辨证要点。

45. 辛具有发散、行气、行血等作用。一般解表药、行气药、活血药多有辛味。多用治表证及气血阻滞之证。此外，还有润养的作用。

46. 涩味与酸味药的作用相似，有收敛固涩的作用。多用治虚汗、泄泻、尿频、遗精、滑精、出血等证。

47. 相使是指在性味、归经、功效方面有某种共性的药物配合应用，以一种药物为主，另一种药物为辅，并能提高主药物的疗效。

48. 根据病情需要，为提高某些药物的药效，常研成散剂冲服。如用于止血的三七、白及、血余炭、棕榈炭，用于息风止痉的蜈蚣、全蝎、僵蚕、地龙，及用于制酸止痛的海螵蛸、瓦楞子、海蛤壳、延胡索等。

49. 麻黄的功效：发汗解表，宣肺

平喘，利水消肿。主治病证包括：①风寒感冒。发汗力强，为发汗解表之要药。多用于外感风寒表实证。常与桂枝相须为用；②咳嗽气喘。宣肺平喘作用强。为肺气壅遏所致喘咳之要药；③风水水肿。此外，取麻黄散寒通滞之功，也可用治风寒痹证、阴疽、痰核。

50. 石膏为清泻肺、胃二经气分实热之要药。

51. 青黛的主治病证：①温毒发斑，血热吐衄；②咽痛口疮，火毒疮疡；③咳嗽胸痛，痰中带血；④暑热惊痫，惊风抽搐。

52. 地骨皮的功效：凉血除蒸，清肺降火，生津止渴。

53. 巴豆的用法用量：入丸散，每次0.1～0.3g；外用可制成巴豆霜。

54. ①广藿香的功效：化湿，止呕，解暑；②佩兰的功效为化湿，解暑。

55. 附子的用法用量：煎服，3～15g，本品有毒，宜先煎0.5～1小时，至口尝无麻辣感为度。

56. 薤白的主治病证：①胸痹心痛。为治胸痹之要药；②脘腹痞满胀痛，泻痢里急后重。

57. 使君子的功效：杀虫消积。

58. 小蓟的主治病证：①血热、出血证。尤善治尿血、血淋；②热毒痈肿。

59. 三七的功效：化瘀止血，活血定痛。

60. 白芥子的功效：温肺化痰，利气散结，通络止痛。

61. 川贝母的性味：苦、甘，微寒；归经：肺、心经。

62. 磁石的功效：镇惊安神，平肝潜阳，聪耳明目，纳气平喘。

63. 牛黄的用法用量：入丸、散剂，每次0.15～0.35g。外用适量，研末敷患处。

64. 僵蚕的主治病证：①惊痫抽搐；②风中经络，口眼㖞斜；③风热头痛，目赤，咽痛，风疹瘙痒；④痰核，瘰疬。

65. 党参的主治病证：①脾肺气虚证；②气血两虚证；③气津两伤证。此外，可与解表药或攻里药同用，用于气虚外感及正虚邪实之证，以扶正祛邪。

66. 阿胶的主治病证：①血虚诸证。为补血之要药。尤善治出血而致血虚者；②出血证；③肺阴虚燥咳；④热病伤阴，心烦失眠，阴虚风动，手足瘛疭。

67. 玉竹的功效：养阴润燥，生津止渴。

68. 五味子的主治病证：①久咳虚喘。为治疗久咳虚喘之要药；②自汗，盗汗；③遗精、滑精；④久泻不止；⑤津伤口渴，消渴；⑥心悸，失眠，多梦。

69. 消法是通过消食导滞、行气活血、化痰利水以及驱虫等方法，使气、血、痰、食、水、虫等所结成的有形之邪渐消缓散的一种治法。

70. 软膏具有一定的黏稠性，外涂后渐渐软化或熔化，因而药物慢慢吸收，可持久发挥疗效，适用于外科疮疡疖肿、烧烫伤等。

71. 麻黄汤中，苦杏仁为佐，降利肺气，与麻黄配伍，一宣一降，以恢复肺气之宣降，加强止咳平喘之功。

72. 银翘散中的荆芥穗、淡豆豉辛而微温，解表散邪，此两者虽属辛温，但辛而不烈，温而不燥，配入辛凉解表方中，可增强辛散透表之力，是去性取用之法。

73. 大黄牡丹汤中的大黄苦寒攻下，泻热逐瘀，可涤荡肠中湿热瘀结之毒。

74. 痛泻要方的组成：白术、白芍、陈皮、防风。

75. 黄连解毒汤主治三焦火毒证。即大热烦躁、口燥咽干、错语不眠，或热病吐血、衄血，或热甚发斑，或身热下利、或湿热黄疸，或外科痈肿疔毒，小便黄赤，舌红苔黄，脉数有力。

76. 当归六黄汤主治阴虚火旺所致盗汗证。即发热盗汗，面赤心烦，口干唇燥，大便干结，小便黄赤，舌红苔黄，脉数。

77. 小建中汤中，重用甘温质润之饴糖，既可温中补虚，又可缓急止痛，一药两擅其功而为君。

78. 补中益气汤中，用少量升麻、柴胡可在补益中气的基础上升阳举陷，助君药以升提下陷之中气。

79. 炙甘草汤（复脉汤）的主治病证：①阴血阳气虚弱，心脉失养证。脉结代，心动悸，虚羸少气，舌光少苔，或质干而瘦者；②虚劳肺痿。干咳无痰，或咳吐涎沫，量少，形瘦短气，虚烦不眠，自汗、盗汗，咽干舌燥，大便干结，脉虚数。

80. 六味地黄丸中，佐以泽泻可利湿而泄肾浊，并防熟地黄之滋腻。

81. 地黄饮子主治下元虚惫，痰浊上泛之喑痱证。该证的临床表现可见舌强不能言，足废不能用，口干不欲饮，足冷面赤，脉沉细弱。

82. 牡蛎散的功效：敛阴止汗，益气固表；主治病证：体虚自汗、盗汗证。即常自汗出，夜卧更甚，心悸惊惕，短气烦倦，舌淡红，脉细弱。

83. 酸枣仁汤中，佐以川芎，可调肝血、疏肝气，与大量酸枣仁相伍，辛散与酸收并用，具有养血调肝之妙。

84. 安宫牛黄丸主治邪热内陷心包证。症见高热烦躁，神昏谵语，舌謇肢厥，舌红或绛，脉实有力。亦治中风昏迷、小儿惊厥属邪热内闭者。

85. 越鞠丸主治六郁证。症见胸膈痞闷，脘腹胀痛，嗳腐吞酸，恶心、呕吐，饮食不消。

86. 复元活血汤的组成：柴胡、瓜蒌根、当归、红花、甘草、穿山甲、大黄、桃仁。

87. 生化汤原方中另用童便同煎（现多已不用），乃取其益阴化瘀，引败血下行之意。

88. 川芎茶调散中，薄荷、荆芥辛散上行，助君药疏风止痛，并能清利头目，为臣药。其中，薄荷用量独重，以其之凉，可制诸风药之温燥，又能兼顾风为阳邪、易于化热化燥之特点。

89. 麦门冬汤中，佐以少量半夏，可降逆下气化痰，虽该药属辛温之性，但麦冬七倍于半夏，则其燥性减而降逆之用存，且能开胃行津以润肺，麦冬得半夏则滋而不腻，相反相成。

90. 五苓散中，白术健脾燥湿，桂枝温阳化气兼以解表，为佐药。

91. 祛痰剂的应用注意事项：①要辨别痰病的性质，分清寒热燥湿之不同。同时，应注意病情，辨清标本缓急；②有咯血倾向者，不宜过用燥热之剂，以免引起大量出血；③表邪未解或痰多者，慎用滋润之品，以免壅滞留邪，病久不愈。

92. 健脾丸中，重用茯苓、白术为君，重在健脾渗湿止泻。

二、B1 型题

[93～95]①夜晚的前半夜与后半夜相对而言，前半夜为阴中之阴，后半夜为阴中之阳；②上午为阳中之阳。

[96～97]①五音中的"角"对应五行中的"木"；②五音中的"徵"对应五行中的"火"。

[98～99]①脾主运化和统血；②肺主宣发与肃降。

[100～102]《素问·五脏生成》指出："肝受血而能视，足受血而能步，

掌受血而能握，指受血而能摄"。

[103～104]①跷脉主司下肢运动：跷脉从下肢内、外侧分别上行至头面，能"分主一身左右之阴阳"，具有交通一身阴阳之气和调节肢体肌肉运动的功能，可使下肢运动灵活跷捷；②冲脉的基本功能：调节十二经气血，故称"十二经脉之海""血海"，有促进生殖之功能，并同妇女的月经有着密切的联系。带脉的基本功能：约束纵行诸经；主司妇女的带下。

[105～106]①暑性升散，耗气伤津：暑为阳邪，有升发之性，侵犯人体，多直入气分，使腠理开泄而多汗；②风为百病之长：风邪常为外邪致病之先导，多兼他邪。

[107～108]①真虚假实，因脏腑的气血不足，运化无力，可导致真虚假实的现象，称为"至虚有盛候"；②真实假虚，因实邪结聚，阻滞经络，气血不能外达，可导致真实假虚的现象，称为"大实有羸状"。

[109～111]①便秘，兼畏寒喜热者，因阳虚寒凝致肠道气机不畅而成，属阳虚寒凝证；②便秘，兼见腹胀满拒按、壮热、舌红者，因热结肠道，津液亏少所致，属肠热腑实证；③有便意，但临厕努挣难出，或大便难解，便后乏力者，因气虚传送无力所致，属脾肺气虚证。

[112～113]①面色苍白，属阳气暴脱、气血暴脱或阴寒内盛证；②面色㿠白，属阳虚证。

[114～115]①舌淡胖大而润，舌边有齿痕者，属寒湿壅盛，或阳虚水停证；②舌淡红，舌边有齿痕者，为脾虚或气虚致湿停的表现。

[116～118] ①食滞胃肠证的临床表现：脘腹胀满疼痛、拒按，厌食，嗳腐吞酸，或呕吐酸馊食物，吐后胀痛得减，或腹痛，肠鸣，矢气臭如败卵，泻下不爽，大便酸腐臭秽，苔厚腻，脉滑或沉实；②胃热炽盛证的临床表现：胃脘灼痛、拒按，渴喜冷饮，或消谷善饥，或口臭，牙龈肿痛溃烂，齿衄，小便短黄，大便秘结，舌红苔黄，脉滑数；③肠道津亏证的临床表现：大便干燥如羊屎，艰涩难下，数日一行，腹胀作痛，左少腹或可触及包块，口干，或口臭，或头晕，舌红少津，苔黄燥，脉细涩。

[119～120]"十九畏"：硫黄畏朴硝，水银畏砒霜，狼毒畏密陀僧，巴豆畏牵牛子，丁香畏郁金，川乌、草乌畏犀角，牙硝畏三棱，官桂畏赤石脂，人参畏五灵脂。

[121～122] ①荆芥的功效：祛风解表，透疹消疮，止血；②防风的功效：祛风解表，胜湿止痛，止痉。

[123～124] ①金银花的性味：甘，寒；归经：肺、心、胃经；功效：清热解毒，疏散风热；②连翘的性味：苦，微寒；归经：肺、心、小肠经；功效：清热解毒，消肿散结，疏散风热。

[125～126] ①防己的功效：祛风湿，止痛，利水消肿；②独活的功效：祛风湿，止痛，解表。

[127～128] ①猪苓的功效：利水渗湿；②泽泻的功效：利水渗湿，泄热。

[129～130] ①川楝子的主治病证：肝郁化火所致诸痛证，虫积腹痛，头癣、秃疮；②木香的主治病证：脾胃气滞证，泻痢里急后重，腹痛，胁痛，

黄疸，疝气疼痛，胸痹。此外，本品醒脾开胃，在补益药中用之，可减轻补益药的腻胃和滞气之弊。

[131～132]（1）川芎的主治病证：①血瘀气滞所致诸痛证。为"血中气药"，是治疗血瘀气滞之要药；②头痛，风湿痹痛。为治头痛之要药，前人有"头痛不离川芎"之说。治头痛时，无论风寒、风热、风湿、血虚、血瘀均可随证配伍用之。（2）延胡索的主治病证：气血瘀滞所致诸痛证。能"行血中气滞，气中血滞，故专治一身上下诸痛"。

[133～134] ①琥珀的用法用量：研末冲服，或入丸、散，每次1.5～3g。外用适量。不入煎剂。忌火煅。②朱砂的用法用量：内服，只宜入丸、散剂，每次0.1～0.5g；不宜入煎剂。外用适量。

[135～136] 十枣汤的主治病证：①悬饮。咳唾胸胁引痛，心下痞硬胀满，干呕短气，头痛目眩，或胸背掣痛不得息，舌苔滑，脉沉弦；②水肿。一身悉肿，尤以身半以下为重，腹胀喘满，二便不利。

[137～138] ①导赤散的功效：清心利水养阴；②泻白散的功效：泻肺清热，止咳平喘。

[139～140] ①清暑益气汤的功效：清暑益气，养阴生津；②六一散的功效：清暑利湿。

[141～142] 当归补血汤主治血虚阳浮发热证。临床表现可见肌热面红，烦渴欲饮，脉洪大而虚，重按无力。亦治妇人经期、产后血虚发热头痛，或疮疡溃后，久不愈合者。

[143～144] ①安宫牛黄丸主治邪热内陷心包证。临床表现可见高热烦

躁，神昏谵语，舌謇肢厥，舌红或绛，脉实有力。亦治中风昏迷、小儿惊厥属邪热内闭者；②至宝丹主治痰热内闭心包证。临床表现可见神昏谵语，身热烦躁，痰盛气粗，舌绛，苔黄垢腻，脉滑数。亦治中风、中暑、小儿惊厥属于痰热内闭者。

［145～146］①小蓟饮子主治热结下焦之血淋、尿血。临床表现可见尿中带血，小便频数，赤涩热痛，舌红，脉

数；②十灰散主治血热妄行之上部出血证。临床表现可见呕血、吐血、咯血、衄血等，血色鲜红，来势急暴，舌红，脉数。

［147～148］①实脾散的功效：温阳健脾，行气利水；②真武汤的功效：温阳利水。

［149～150］①茵陈蒿汤的功效为清热，利湿，退黄；②八正散的功效为清热泻火，利水通淋。

中医临床部分

答案部分：

1	2	3	4	5	6	7	8	9	10
B	D	B	A	C	B	A	B	D	C
11	12	13	14	15	16	17	18	19	20
E	E	A	B	D	E	E	D	D	E
21	22	23	24	25	26	27	28	29	30
B	B	C	E	E	C	A	A	C	B
31	32	33	34	35	36	37	38	39	40
B	A	B	E	A	C	D	E	B	B
41	42	43	44	45	46	47	48	49	50
D	D	B	A	A	E	A	D	C	B
51	52	53	54	55	56	57	58	59	60
D	A	C	D	B	B	C	D	D	B
61	62	63	64	65	66	67	68	69	70
A	B	A	E	D	A	A	E	E	C

71	72	73	74	75	76	77	78	79	80
E	A	D	C	D	B	D	A	C	B
81	82	83	84	85	86	87	88	89	90
E	B	D	C	C	D	A	A	B	D
91	92	93	94	95	96	97	98	99	100
A	E	C	E	C	D	A	D	E	D
101	102	103	104	105	106	107	108	109	110
B	D	C	B	E	E	B	D	A	D
111	112	113	114	115	116	117	118	119	120
C	C	B	B	A	C	A	E	B	A
121	122	123	124	125	126	127	128	129	130
C	D	B	C	D	A	B	E	B	D
131	132	133	134	135	136	137	138	139	140
E	B	C	B	A	D	E	B	B	D
141	142	143	144	145	146	147	148	149	150
A	E	C	A	C	C	E	C	D	B

解析部分：

一、A1 型题

1. 气虚感冒除具有感冒症状外，还有平素神疲体弱、气短懒言、反复易感的特征。

2. 胸痹证属心血瘀阻者，若气虚血瘀，伴气短乏力，自汗，脉细弱或结代者，当益气活血，用人参养营汤合桃红四物汤加减。

3. 哮病之热哮证的代表方：定喘汤或越婢加半夏汤加减。

4. 导致心悸的病理因素：气滞、血瘀、痰浊、水饮。

5. 痫病发作前可伴眩晕、胸闷等先兆，发作后常有疲倦乏力等症状。

6. 治疗因外邪犯胃致呕吐的代表方：藿香正气散加减。

7. 痢疾初起之时，以实证、热证多见，宜清热化湿解毒；久痢以虚证、寒证多见，应以补虚温中，调理脾胃，兼以清肠，收涩固脱。

8. 本症为胃痛之胃阴亏耗证。治法：养阴益胃，和中止痛。

9. 黄疸之湿重于热证的治法：利湿化浊运脾，佐以清热。

10. 鼓胀血瘀甚者，可表现为腹胀坚满，日久不消，两胁刺痛，脉络怒张，或面、颈、胸、臂红丝缕缕，赤掌，舌质紫暗，脉细涩。

11. 眩晕之痰湿中阻证的治法：化痰祛湿，健脾和胃。

12. 水肿之水湿浸渍证，若外感风邪，肿甚而喘者，可加麻黄、苦杏仁以宣肺平喘。

13. 辨别淋证虚实的主要依据：①病程。新病初起或在急性发作阶段多实，久病者病程较长，病势缠绵多虚；②疼痛程度。病急痛甚者多实，病缓痛轻者多虚；③看尿液，浑浊黄赤多为湿热邪气盛，清白色淡为正虚或邪退。

14. 治疗因肠道湿热致便血的代表方：地榆散合槐角丸加减。

15. 痹证久病入络，抽掣疼痛，肢体拘挛者，多用虫类药搜风止痛，通经达络，常用药如全蝎、蜈蚣、地龙、水蛭、穿山甲、白花蛇、乌梢蛇、露蜂房等。

16. 疮疡溃破后，出现过度生长并突于疮面或暴翻于疮口之外的腐肉，称为胬肉。

17. 恣食膏粱厚味、醇酒炙煿或辛辣刺激之品，可使脾胃功能失调，湿热火毒内生，同时感受外邪则易发生痈、有头疽、疔疮等疾病，故《素问·生气通天论》言："膏粱之变，足生大丁。"

18. 阴证的局部表现：肉芽苍白或紫暗。

19. 外科疾病可按照疮疡初起、成脓、溃后三个不同发展阶段，确立消、托、补三个总的治疗原则。

20. 冲和膏的功效：活血止痛，疏风祛寒，消肿软坚。适用于半阴半阳证。

21. 扩创引流法的注意事项：扩创后，须用消毒棉球按疮口大小，蘸八二丹或七三丹嵌塞疮口以祛腐，并加压固定，以防止出血，以后可按溃疡处理。

22. 神灯照法可活血消肿、解毒止痛，适用于痈疽轻证，未成脓者自消，已成脓者自溃，不腐者即腐。

23. 颈痈是发生在颈部两侧的急性化脓性疾病。俗称痰毒。其特点是多见于儿童，冬春易发，初起时局部肿胀、灼热、疼痛而皮色不变，结块边界清楚，具有明显的风温外感症状。

24. 治疗因肝脾湿热致丹毒的代表方：柴胡清肝汤，龙胆泻肝汤，化斑解毒汤加减。

25. 乳岩的发病年龄一般为40～60岁，绝经期妇女的发病率相对较高。

26. 苔藓样变的临床表现：皮肤增厚、粗糙，皮纹加宽增深、干燥，局限性边界清楚的大片或小片损害。常为一些慢性瘙痒性皮肤病的主要表现,多由血虚风燥,肌肤失养所致。

27. 各种疣均可选用木贼、板蓝根、马齿苋、香附、苦参、白鲜皮、薏苡仁等中药,煎汤趁热洗涤患处,每天2~3次,可使部分疣脱落。土荆皮具有杀虫,疗癣,止痒之效。用于治疗疥癣瘙痒。

28. 治疗因肺经风热致粉刺的代表方:枇杷清肺饮加减。

29. 治疗因肾气不足致尿石症的代表方:济生肾气丸加减。

30. 脱疽主要由于脾气不健,肾阳不足,又加外受寒冻,寒湿之邪入侵而发病。

31. 在月经的产生中,肝血下注冲脉,司血海之定期蓄溢,参与月经周期、经期及经量的调节。

32. 妇女在月经期、孕期、产褥期特别要注意劳逸结合。《素问·举痛论》曰:"劳则气耗"。劳力、劳神过度,足以伤气,损伤心、脾、肾的功能,导致月经过多、经期延长、崩漏。

33. 脾气素虚,或饮食失宜、劳倦过度伤脾,或木郁侮土,脾虚气弱,健运失常,气血生化不足,而脾虚血少,冲任亏虚,血海不盈,可出现月经后期、月经过少、闭经、胎萎不长、产后缺乳等病。

34. 妇女"天癸至",使任脉所司的精、血、津液旺盛、充沛、通达,并

使冲脉在其作用下,广聚脏腑之血而血盛,冲、任二脉相资,血海满溢,月经来潮。

35. 崩漏的治疗多根据发病的缓急和出血的新久,本着"急则治其标,缓则治其本"的原则,灵活掌握和运用塞流、澄源、复旧的治崩三法。

36. 治疗因阴阳两虚致经间期出血的代表方:大补元煎加减。

37. 治疗因肾气不足致崩漏的代表方:加减苁蓉菟丝子丸(《中医妇科治疗学》)加党参、黄芪、阿胶。

38. 闭经虚者,多因肾气不足,冲任亏虚,或肝肾亏损,精血不足,或脾胃虚弱,气血乏源,或阴虚血燥,精亏血少,导致冲任血海空虚,源断其流,无血可下而致闭经。

39. 带下过多之肝经湿热下注证的主要临床表现:带下量多,色黄或黄绿,质黏稠,或是泡沫状,有臭气,阴痒,烦躁易怒,口苦咽干,头痛,舌边红,苔黄腻,脉弦滑。

40. 妊娠病的用药原则:①凡峻下、滑利、祛瘀、破血、耗气、散气以及一切有毒药物,都应慎用或禁用。如果病情确实需要,亦可适当选用,如妊娠恶阻时可适当选用法半夏等药物;②确有瘀阻胎元时,还须在补肾安胎的基础上适当选配活血化瘀药,使瘀祛而胎安。所谓"有故无殒,亦无殒也"。但须严格掌握剂量和用药时间,衰其大半而止,以免动胎、伤胎。

41. 因肾虚致胎动不安的患者若出现小腹下坠明显，可加黄芪、升麻以益气升提安胎，或用高丽参另炖服。

42. 结合临床表现，可知本病属气滞证，方药可选天仙藤散。

43. 《金匮要略·妇人产后病脉证治》曰："新产妇人有三病，一者病痉，二者病郁冒，三者大便难。"

44. 治疗因气滞血瘀致癥瘕的代表方：香棱丸（《济生方》）加桃仁、瞿麦、八月札、海藻，或大黄䗪虫丸（《金匮要略》）。

45. 治疗因肝经湿热致阴痒的代表方：内服龙胆泻肝汤（《医宗金鉴》）或萆薢渗湿汤（《疡科心得集》），外用蛇床子散（《中医妇科学》1979年版），水煎，趁热先熏后坐浴。

46. 儿童生命活动的开始，起于胚胎。

47. 前囟应在小儿出生后的 12～18 个月闭合。

48. 不同年龄小儿的血压正常值可用公式推算：收缩压（mmHg）＝80＋2×年龄，舒张压＝收缩压×2/3。注：1kPa＝1mmHg÷7.5。

49. 小儿脏腑娇嫩，形气未充，清代医家吴鞠通运用阴阳理论，将小儿的生理特点概括为"稚阳未充，稚阴未长"。

50. 小儿时常用舌舐口唇，以致口唇四周色红，或有脱屑、作痒，称舔

舌，多因脾经伏热所致。

51. 小儿唇色红紫，为瘀热互结之表现。

52. 胎黄是指婴儿出生后以皮肤、面目出现黄疸为特点的病证，因与胎禀因素有关，故称"胎黄"或"胎疸"。

53. 小儿感冒的病因有外感因素和正虚因素。主要病因为感受外邪，以风邪为主，一般病邪轻浅，以肺系症状为主，不造成流行。常兼夹寒、热、暑、湿、燥等，亦有感受时行疫毒所致者。

54. 小儿肺炎喘嗽之痰热闭肺证的主要临床表现：发热，烦躁，咳嗽喘促，气急鼻扇，喉间痰鸣，口唇发绀，面赤口渴，胸闷胀满，呕吐痰涎，舌质红，舌苔黄腻等。

55. 治疗因伤食致小儿泄泻的代表方：保和丸加减。常用焦山楂、焦神曲、鸡内金以消食化积导滞，陈皮、半夏理气降逆，茯苓健脾渗湿，连翘清解郁热。若伴腹痛，则加木香、槟榔以理气止痛；伴腹胀，则加厚朴、莱菔子以消积除胀；伴呕吐，则加广藿香、生姜以和胃止呕。

56. 若疳积的病情进一步发展或失于调治，脾胃日渐衰败，津液消亡，气血耗伤，元气衰惫，则导致干疳。

57. 小儿元气未充，神气怯弱，若乍见异物，偶闻怪声，或不慎跌仆，暴受惊恐，惊则气乱，恐则气下，致使心失守舍，神无所依，轻者神志不宁，惊惕不安，重者心神失主，痰涎上壅，引

动肝风，发为惊厥。

58. 导致五迟、五软的先天因素：父母精血亏损，或孕期调摄失宜，精神、饮食、药治不慎等致病因素遗患胎儿，损伤胎元之气，或年高得子，或堕胎不成而成胎，先天精气未充，髓脑未满，脏气虚弱，筋骨肌肉失养而成。

59. 治疗因邪侵肺卫致小儿猩红热的代表方：解肌透痧汤加减。常用甘草、桔梗、射干、牛蒡子清热利咽，蝉蜕、浮萍、淡豆豉、荆芥、葛根疏风解肌透表，金银花、连翘、大青叶、僵蚕清热解毒。

60. 本病为紫癜，证属风热伤络证。

61. 阴阳，表示经脉的阴阳属性及阴阳气的多寡。阳气最盛为阳明，其次为太阳，再次为少阳。

62. 以足内踝尖为标志，在其上3寸，胫骨内侧缘后方定三阴交穴。

63. 正坐屈肘，掌心向胸，当尺骨小头桡侧骨缝中取养老穴。

64. 下关穴的主治病证：①牙关不利、面痛、齿痛、口眼㖞斜等面口病证；②耳聋、耳鸣、聤耳等耳疾。

65. 足太阴脾经的主治病证：①脾胃病：胃痛，呕吐，腹痛，泄泻，便秘等；②妇科病：月经过多，崩漏等；③前阴病：阴挺，不孕，遗精，阳痿等；④经脉循行部位的其他病证：下肢痿痹，胸胁痛等。

66. 少冲穴的定位：在手指，小指末节桡侧，指甲根角侧上方0.1寸（指寸）。

67. 后溪穴的定位：在手内侧，第5掌指关节尺侧近端赤白肉际凹陷中。

68. 内关穴的主治病证：①心痛、胸闷、心动过速或过缓等心系病证；②胃痛、呕吐、呃逆等胃腑病证；③中风，偏瘫，眩晕，偏头痛；④失眠、郁证、癫狂痫等神志病证；⑤肘臂挛痛。

69. 行间穴的主治病证：①中风、癫痫、头痛、目眩、目赤肿痛、青盲、口㖞等肝经风热病证；②月经不调、痛经、闭经、崩漏、带下等妇科经带病证；③阴中痛、疝气；④遗尿、癃闭、五淋等泌尿系病证。

70. 俯伏坐位，适宜于取后头和项、背部的腧穴。

71. 隔蒜灸具有清热解毒，杀虫等作用，多用于治疗瘰疬、肺痨及初起的肿疡等病证。

72. 远部取穴，如胃痛取足阳明胃经的足三里，腰背痛取足太阳膀胱经的委中，上牙痛取足阳明胃经的内庭，下牙痛取手阳明大肠经的合谷等。

73. 落枕伴背痛，针灸治疗时可配天宗穴。

74. 对于瘀血停胃引发的胃痛，针灸治疗时可配膈俞、三阴交。

75. 针灸治疗痛经之虚证的主穴：关元、足三里、三阴交。方义：三穴合用，可使气血充足，胞宫得养，冲任自调。

二、A2 型题

76. 本病为咳嗽，证属风燥伤肺证。治法：疏风清肺，润燥止咳。

77. 本病为肺痈，处于成痈期。代表方：千金苇茎汤合如金解毒散加减。

78. 本病为胸痹，证属痰浊闭阻证。代表方：瓜蒌薤白半夏汤合涤痰汤加减。

79. 本病为腹痛，证属肝郁气滞证。代表方：柴胡疏肝散加减。

80. 本病为头痛，证属痰浊上扰证。代表方：半夏白术天麻汤加减。

81. 本病为中风恢复期，证属肝肾亏虚证。代表方：左归丸合地黄饮子加减。

82. 本病为血淋，症见尿色淡红，尿痛涩滞不显著，腰膝酸软，神疲乏力，此时宜滋阴清热，补虚止血，可选用知柏地黄丸加减。

83. 本病为咳血，证属燥热伤肺证。代表方：桑杏汤加减。

84. 本病为消渴，证属胃热炽盛证。代表方：玉女煎加减。

85. 本病为有头疽，证属气虚毒滞证。代表方：八珍汤合仙方活命饮加减。

86. 本病为乳痈，证属热毒炽盛证。代表方：透脓散加味。

87. 本病为血瘤，证属心肾火毒证。代表方：芩连二母丸合凉血地黄汤加减。

88. 本病为接触性皮炎，证属血虚风燥证。代表方：当归饮子合消风散加减。

89. 本病为药毒，证属热毒入营证。治法：清热凉血，解毒护阴。

90. 本病为痔疮，证属脾虚气陷证。治法：补中益气，升阳举陷。

91. 本病为男性不育症，证属肝郁气滞证。代表方：柴胡疏肝散合五子衍宗丸加减。

92. 本病为股肿，证属湿热下注证。代表方：四妙勇安汤加味。

93. 本病为肠痈，证属热毒侵袭证。代表方：大黄牡丹汤合透脓散加减。

94. 本病为月经先期，证属脾气虚弱证。治法：补脾益气，摄血调经。

95. 本病为月经后期，证属肾气虚弱证。治法：补肾养血调经。

96. 本病为崩漏，证属血瘀证。代表方：逐瘀止血汤（《傅青主女科》）或将军斩关汤（《中华名中医治病囊秘·朱南孙卷》）。

97. 本病为经断复来，证属肾阴虚证。代表方：知柏地黄丸加阿胶、龟甲。

98. 本病为经行浮肿，证属脾肾阳虚证。治法：温肾化气，健脾利水。

99. 本病为带下过多，证属热毒蕴

结证。

100. 本病为妊娠小便淋痛，证属湿热下注证。代表方：加味五苓散（《医宗金鉴》）。

101. 本病为发热，证属感染邪毒证。治法：清热逐瘀，排脓通腑。代表方：大黄牡丹皮汤（《金匮要略》）加败酱草、大血藤、益母草。

102. 本病为急性盆腔炎，证属湿热瘀结证。代表方：仙方活命饮（《校注妇人良方》）加薏苡仁、冬瓜仁。

103. 本病为小儿感冒夹滞。治法：解表兼以消食导滞。

104. 本病为小儿肺炎喘嗽，证属风寒闭肺证。代表方：华盖散加减。常用麻黄、苦杏仁、甘草散寒宣肺，荆芥、豆豉辛温解表，桔梗、防风解表宣肺。本证易于化热，可加金银花、连翘清热解毒。

105. 本病为小儿哮喘，证属肺脾气虚证。代表方：人参五味子汤合玉屏风散加减。常用人参、五味子补气敛肺，茯苓、白术健脾补气，黄芪、防风益气固表，百部、橘红化痰止咳。

106. 本病为小儿泄泻，证属湿热下注证。治法：清肠解热，化湿止泻。

107. 本病为小儿干疳。治法：补益气血。

108. 本病为小儿汗证，证属肺卫不固证。治法：益气固表。

109. 本病为小儿麻疹，证属邪陷心肝证。代表方：羚角钩藤汤加减。常用羚羊角粉（冲服）、钩藤、桑叶、菊花凉肝息风，茯神安神定志，竹茹、浙贝母化痰清心，鲜生地黄、白芍、甘草柔肝养筋。

110. 本病为小儿流行性乙型脑炎（乙脑），证属邪犯卫气证。

111. 本病为小儿夏季热，证属上盛下虚证。代表方：温下清上汤加减。常用附子下温肾阳，黄连上清心火，龙齿、磁石平肝潜阳，补骨脂、菟丝子、覆盆子、桑螵蛸、莲子、缩泉丸温肾固涩、收敛小便，石斛、蛤粉清热生津止渴。

112. 本病为漏肩风，若肩部以酸痛为主，劳累时加重，或伴眩晕乏力者为气血虚弱证。配足三里、气海穴。

113. 本病为痹证，若伴红肿热痛，舌红，苔黄燥，脉滑数，则为热痹，配大椎、曲池穴。

114. 面瘫恢复期或病程较长者，兼见肢体困倦无力，舌淡，苔白，脉沉细时，为气血不足证，配足三里、气海穴。

115. 本病为呕吐，多因情志不畅而发作。伴嗳气吞酸，胸胁胀满，脉弦者，为肝气犯胃证，配期门、太冲穴。

116. 本病为腹泻，若见大便清稀或如水样，腹痛肠鸣，身寒喜温，苔白滑，脉濡缓者，为寒湿内盛证，配神阙穴。

117. 本病为痛经，经前或经期小

腹胀痛拒按，经血量少，行而不畅，血色紫暗有块，块下痛缓，伴有乳房胀痛，舌质紫暗或有瘀点，脉弦者，为气滞血瘀证，配太冲、血海穴。

118. 本病为遗尿，睡后遗尿，少气懒言，食欲不振，大便溏薄，自汗出，舌淡，苔薄，脉细无力者，为脾肺气虚证，配肺俞、气海、足三里穴。

119. 本病为耳鸣耳聋，若兼神疲乏力，食少腹胀，便溏，脉细弱时，为脾胃虚弱证，配气海、足三里穴。

120. 本病为牙痛，若起病急，牙痛甚而龈肿，伴形寒身热，脉浮数者，为风火牙痛，配外关、风池穴。

三、B1 型题

[121～122] 感冒的治法：①风热犯表证：辛凉解表；②风寒束表证：辛温解表。

[123～124] 胃痛的治疗：①脾胃虚寒证，若胃脘冷痛，里寒较甚，呕吐，肢冷，可选黄芪建中汤合理中丸加减以温中散寒；②脾胃虚寒证，若兼有形寒肢冷，腰膝酸软，可用附子理中汤温肾暖脾，和胃止痛。

[125～126] 中风恢复期的治疗：①气虚络瘀证患者若出现腰膝酸软，则加川断、桑寄生、杜仲以壮筋骨，强腰膝；②气虚络瘀证患者若血虚甚，则加枸杞子、首乌藤以补血。

[127～128] ①直肠癌常以便血求治，肛门下坠，粪便表面附着鲜红或暗红色血液，晚期可混有腥臭黏液，常误诊为痔，指诊检查可以帮助确诊；②结肠癌多以腹部包块就诊，血便混杂，常伴有黏液。

[129～130] ①蛇串疮的水疱破后，用黄连膏、四黄膏或青黛膏外涂；②蛇串疮有坏死者，用九一丹或海浮散换药。

[131～132] 接触性皮炎的治疗：①湿热毒蕴证患者若黄水较多，加土茯苓、紫荆皮、马齿苋；②湿热毒蕴证患者若红肿面积广泛，加酒大黄、紫荆皮、桑白皮。

[133～134]《素问·上古天真论》曰："女子七岁，肾气盛，齿更发长；二七而天癸至，任脉通，太冲脉盛，月事以时下，故有子。"

[135～136] ①妇人若经前、经期冒雨、涉水、游泳，或久居阴湿之地，则可发为痛经，证属寒湿凝滞证；②若素体湿热内蕴，或经期、产后不慎感受湿热之邪，与血相搏，流注冲任，蕴结胞中，气血失畅，则可发为痛经，证属湿热瘀阻证。

[137～138] 阴痒的治疗：①实证当清热利湿，解毒杀虫；②虚证当补肝肾，养气血。

[139～140] 临床可用以下公式推算小儿体重：1 岁以上体重（kg）=8 + 2×年龄；临床可用以下公式推算 2 岁后至 12 岁儿童的身高：身高（cm）= 70 + 7×年龄。

[141～142] ①小儿指纹出现纹色

深紫时，多为瘀滞络闭，病情深重；②小儿指纹出现纹色青紫时，多为瘀热内结。

[143～144]①治疗小儿肠虫证的代表方：使君子散加减。常用使君子、芜荑、苦楝皮杀虫驱蛔、调理脾胃，槟榔杀虫下虫，甘草调和诸药；②治疗小儿蛔厥证的代表方：乌梅丸加减。常用乌梅味酸安蛔止痛；细辛、花椒辛能伏蛔，黄连、黄柏苦能下蛔，上述药物配伍使用，辛开苦降，和中止呕；干姜、附子、桂枝温中散寒以安蛔；当归、人参扶持正气；延胡索、白芍行气缓急止痛。

[145～146]①在骨度分寸定位法中，耳后两乳突（完骨）之间的折量寸为9寸，特点为用于确定头后部腧穴

的横向距离；②在骨度分寸定位法中，两额角发际（头维）之间的折量寸为9寸，特点为用于确定头前部腧穴的横向距离。

[147～148]①提捏进针法，用押手拇、示二指将针刺入腧穴部位的皮肤提起，刺手持针，从捏起皮肤的上端将针刺入。本法主要用于皮肉浅薄部位的腧穴，如印堂穴；②指切进针法，又称爪切进针法，用押手拇指或食指端切按在腧穴位置的旁边，刺手持针，紧靠手指甲面将针刺入腧穴。本法适宜于短针的进针。

[149～150]①针灸治疗行痹时，可配膈俞、血海穴；②针灸治疗着痹时可配阴陵泉、足三里穴。

考前冲刺4套卷（二）答案解析

中医基础部分

答案部分：

1	2	3	4	5	6	7	8	9	10
A	C	A	A	B	B	D	A	E	D
11	12	13	14	15	16	17	18	19	20
C	E	C	D	B	B	D	C	B	E
21	22	23	24	25	26	27	28	29	30
C	C	A	E	A	B	C	E	D	A
31	32	33	34	35	36	37	38	39	40
C	B	B	C	E	D	B	D	D	A
41	42	43	44	45	46	47	48	49	50
B	B	D	E	E	B	B	A	B	A
51	52	53	54	55	56	57	58	59	60
D	E	A	B	D	B	D	A	E	B
61	62	63	64	65	66	67	68	69	70
A	A	B	B	D	C	E	D	E	C
71	72	73	74	75	76	77	78	79	80
D	C	A	C	D	B	E	B	D	E
81	82	83	84	85	86	87	88	89	90
B	E	B	D	D	B	B	C	B	D

91	92	93	94	95	96	97	98	99	100
C	E	A	D	B	C	D	C	D	C
101	102	103	104	105	106	107	108	109	110
E	D	A	C	D	D	B	E	A	B
111	112	113	114	115	116	117	118	119	120
C	A	E	C	E	A	D	C	A	E
121	122	123	124	125	126	127	128	129	130
A	B	D	B	D	B	D	B	B	B
131	132	133	134	135	136	137	138	139	140
A	C	D	B	A	C	E	B	B	E
141	142	143	144	145	146	147	148	149	150
E	C	A	E	E	D	B	E	A	D

解析部分：

一、A1 型题

1. 病，即疾病的简称，指人体因特定的致病因素、发病规律和病机演变导致的异常变化过程，具有特定的症状和体征。

2. "阳气根于阴，阴气根于阳，无阴则阳无以生，无阳则阴无以化"体现了阴阳互根互用的哲学思想，强调了阴阳之间的相互依存关系。阴阳互根指阴阳双方相互依存、互为根本的关系；阴阳互用指阴阳双方相互促进、相互助长的关系。

3. 五脏阴阳属性若以上下来分，则心肺在上属阳，心为阳中之阳脏，肺为阳中之阴脏；肝脾肾在下属阴，肝为阴中之阳脏，肾为阴中之阴脏，脾为阴中之至阴。

4. 火的特性：古人称"火曰炎上"。"炎上"是指火具有温热、上升的特性。因而引申为具有温热、升腾等作用的事物，均归属于"火"。

5. 母病及子：五行中的某一行异常，累及子行，导致母子两行皆异常。其形成多是母行虚弱，引发子行不足，终致母子两行皆虚。

6. 佐金平木法：滋肺阴、清肝火的治法，又称滋肺清肝法，适用于肺阴不足，肝火上逆犯肺之证。若因肝火太盛，耗伤肺阴，则当以清肝火为主，兼以滋肺降气。

7. 肝主疏泄：指肝气具有疏通、畅达全身气机，进而调畅精血津液的运行输布、脾胃之气的升降、胆汁的分泌排泄及情志活动等作用，其中心环节是调畅全身气机。

8. 心的生理功能：①主血脉；②主神明。

9. 心与脾的关系主要表现在血液的生成和运行两方面。脾运化水谷精微，以生化血液。脾气旺盛，则血之生化功能正常，血液充盛，则心有所主。心主血，营气和津液化赤为血。

10. 肾在液为唾。

11. "下焦如渎"指肾、膀胱、大肠等脏腑生成和排泄二便的功能。

12. 心与小肠通过经脉的相互络属构成表里相合关系。小肠分别清浊，其清者可转化为心血。心主血脉，将气血输送于小肠，有利于小肠的受盛和化物。在病理上，心火炽盛，可以循经下移于小肠，引起小肠泌别清浊的功能失常，出现小便短赤、灼热疼痛甚或尿血等症，此即"心火移热于小肠"。反之，小肠有热，也可循经上扰于心，出现心烦、口舌生疮等症。

13. 卫气的生理功能：①护卫肌表，防御外邪入侵；②温养脏腑、肌肉、皮毛等；③调节控制汗孔的开合和汗液的排泄，以维持体温的相对恒定。

14. 质地较清稀，流动性较大，布散于体表皮肤、肌肉和孔窍，并能渗注于血脉，起滋润作用的，称为津。

15. 孙络：最细小的络脉，具有"溢奇邪""通荣卫"的作用。

16. 手厥阴心包经在无名指端与手少阳三焦经相交接。

17. 足少阳胆经在足大趾的趾甲后方毫毛处与足厥阴肝经交接。

18. 六淫致病与生活、工作区域环境密切相关。如西北多燥病，东北多寒病，江南多湿热病；长期高温作业者，多以燥热或火邪为病，而久居湿地者多患湿病。

19. 风为阳邪，其性开泄，易袭阳位。

20. 《素问·五脏生成》曰："是故多食咸，则脉凝泣而变色；多食苦，则皮槁而毛拔；多食辛，则筋急而爪枯；多食酸，则肉胝皱而唇揭；多食甘，则骨痛而发落，此五味之所伤也。"

21. 瘀血攻心，可致发狂。

22. "邪之所凑，其气必虚"说明邪气是发病的条件，在一定条件下，甚至可能起主导作用。

23. 阴阳偏盛指病邪侵袭人体，导致机体阴阳双方某一方的病理性亢盛状态，属"邪气盛则实"的实证。

24. 通因通用：即以通治通，指用通利之方药治疗具有实性通泻症状的病证。适用于因实邪内阻出现通泄症状的真实假虚证。如瘀血所致的崩漏采用活血祛瘀的方法，即属"通因通用"的运用。

25. 掣痛：抽掣牵引作痛，由一处连及他处疼痛的症状。因血虚经脉失养，或寒凝经脉阻滞所致。

26. 口黏腻：自觉口中黏腻不爽的症状。多由湿浊困阻中焦所致。如脾胃湿热、食积化热、痰湿内盛等，皆可见口中黏腻不适。

27. 口渴饮水不多，伴身热夜甚，心烦不寐，舌红绛者，属热入营血证。

28. 午后两颧潮红者，由阴虚阳亢，虚火上炎所致，属阴虚证。

29. 青色：主寒证、痛证、血瘀、惊风。为气血不通，经脉瘀阻所致。黑色：主肾虚、寒证、水饮、血瘀、剧痛。因阳虚寒盛、气血凝滞及水饮停留所致。

30. 斑色红紫，形似锦纹，兼身热烦躁、舌红苔黄、脉数等症者，为阳斑，由外感温热邪毒而发。

31. 舌红胖大者，属脾胃湿热，因痰热内蕴，或平素嗜酒，湿热酒毒上泛导致。

32. 舌红绛少苔而痿软者，见于外感热病后期，邪热伤阴，或内伤久病，阴虚火旺者。

33. 病势缓慢，呼吸短浅，急促难续，息微声低，唯以深吸为快，甚则喘甚者，因肺肾亏虚，气失摄纳，或心阳气虚所致，属虚喘。

34. 咳声短促，呈阵发性、痉挛性，连续不断，咳后有鸡鸣样回声，并反复发作者，为顿咳，又称百日咳，因风邪与痰热搏结所致，常见于小儿。

35. 口气腐臭，兼咳吐脓血者，是

外感邪热内伏于肺，或内伤诸火壅于肺而致气血壅滞，属实证、热证。

36. 涩脉：形细而行迟，往来艰涩不畅，脉势不匀。

37. 紧脉：主寒证、痛证和食积证。

38. ①肿块大者为病深；②形状不规则，表面不光滑者为病重；③坚硬如石者为恶候。

39. 虚里动高，聚而不散，为热甚，多见于外感热邪、小儿食滞或痘疹将发之时。

40. 身热初按热甚，久按热反转轻者，为热在表。

41. 虚证的辨证要点：①以正气虚弱而邪气亦不盛，正邪斗争较和缓为主要病机；②以五脏气血阴阳亏虚为主要表现；③以起病较缓、病程较长、机体功能衰退为主要特点；④多见于慢性疾病或病变的后期。

42. 气滞血瘀证的临床表现：①局部胀闷，走窜疼痛，甚则刺痛，疼痛固定、拒按；②或有肿块坚硬，局部青紫肿胀；③或有情志抑郁，性急易怒；④或面色紫暗，皮肤青筋暴露；⑤妇女可见经闭或痛经，经色紫暗或夹血块，或乳房胀痛；⑥舌紫暗或有瘀斑，脉弦涩等。

43. 肝郁气滞证的临床表现：①情志抑郁，善太息，胸胁或少腹胀满窜痛，或咽部异物感，或颈部瘿瘤，或胁下肿块；②妇女可见乳房胀痛，月经不调，痛经，甚则闭经；③苔薄白，脉弦；④病情轻重与情志变化关系密切。

44. 胃热炽盛证的临床表现：①胃脘灼痛、拒按，渴喜冷饮，或消谷善饥；②或有口臭，牙龈肿痛溃烂，齿衄；③小便短黄，大便秘结；④舌红苔黄，脉滑数。

45. 涩，与酸味药的作用相似，有收敛固涩的作用。多用于治疗虚汗、泄泻、尿频、遗精、滑精、出血等病。

46. 中药"十九畏"：硫黄畏朴硝，水银畏砒霜，狼毒畏密陀僧，巴豆畏牵牛，丁香畏郁金，川乌、草乌畏犀角，牙硝畏三棱，官桂畏赤石脂，人参畏五灵脂。

47. 桂枝的性味：辛、甘，温；归经：心、肺、膀胱经；功效：发汗解肌，温经通脉，助阳化气。

48. ①薄荷的功效：疏散风热，清利头目，利咽透疹，疏肝；②蔓荆子的功效：疏散风热，清利头目，祛风止痛。

49. 夏枯草的功效：清热泻火，明目，散结消肿。

50. ①山豆根的功效：清热解毒，利咽消肿；②马勃的功效：清热解毒，利咽，止血；③射干的功效：清热解毒，祛痰利咽，散结消肿。

51. 大黄的主治病证：①积滞便秘。为治疗积滞便秘之要药，尤宜实热便秘；②血热吐衄，目赤咽肿；③热毒疮疡，烧烫伤；④瘀血诸证；⑤湿热痢疾、黄疸、淋证。

52. 木瓜的功效：舒筋活络，和胃化湿，生津开胃。

53. 茯苓的功效：利水渗湿，健脾，宁心。

54. 茵陈的主治病证：①黄疸。为治湿热黄疸之要药；②湿疮，湿疹瘙痒。

55. 肉桂的性味：辛、甘，大热；归经：肾、脾、心、肝经。

56. 薤白的功效：通阳散结，行气导滞。

57. 若出血过多，气随血脱者，当急投大补元气之药，以挽救气脱危候。

58. 桃仁的功效：活血祛瘀，润肠通便，止咳平喘。

59. 艾叶的主治病证：①出血证。虚寒性出血，尤宜于崩漏；②月经不调，痛经。尤善于调经，为治疗妇科下焦虚寒或寒客胞宫之要药；③胎动不安。为妇科安胎之要药。此外，将本品捣绒，制成艾条、艾炷等，熏灸体表穴位，能温煦气血，透达经络。

60. 半夏的主治病证：①湿痰、寒痰证。为燥湿化痰、温化寒痰之要药。善治脏腑之湿痰；②呕吐。为止呕之要药，尤对痰饮或胃寒呕吐为宜；③心下痞，结胸，梅核气；④瘿瘤，痰核，痈疽肿毒。

61. 朱砂的使用注意：本品有毒，内取不可过量或持续服用。孕妇及肝肾功能不全者禁服。入药只宜生用，忌火煅。

62. 全蝎的主治病证：①痉挛抽搐；②疮疡肿毒，瘰疬结核；③风湿顽痹；④顽固性偏正头痛。

63. 石菖蒲的功效：开窍醒神，化湿和胃，宁神益智。

64. 山药的主治病证：①脾虚证；②肺虚证；③肾虚证；④消渴之气阴两虚证。

65. 菟丝子的功效：补肾益精，养肝明目，止泻，安胎，生津。

66. 续断的功效：补益肝肾，强筋健骨，止血安胎，疗伤续折。

67. 阿胶的功效：补血，滋阴，润肺，止血。

68. 五味子的功效：收敛固涩，益气生津，滋肾宁心。

69. 反佐药：病重邪甚出现拒药时，配用与君药性味相反而又能在治疗中起相成作用的药物，以防药病格拒。

70. 小青龙汤：素有痰饮，脾肺本虚，若纯用辛温发散，恐更耗伤肺气，故佐以五味子敛肺止咳，白芍和营养血，二药与辛散之品相配伍，一散一收，既可增强止咳平喘之功，又可制约诸药辛散温燥太过。

71. 麻黄杏仁甘草石膏汤的主治病证：外感风邪，邪热壅肺证。临床表现可见身热不解，咳逆气急，甚则鼻扇，口渴，有汗或无汗，舌苔薄白或黄，脉浮而数。

72. 十枣汤中的甘遂善行经隧水湿，为君药。

73. 逍遥散的配伍意义：逍遥散主治肝郁血虚脾弱证，治宜疏肝解郁，养血健脾。方中诸药合用，使肝郁得疏，血虚得养，脾弱得复，气血兼顾，体用并调，肝脾同治，故为调肝养血之名方。

74. 清营汤以苦咸寒之犀角（用水牛角代替）清解营分热毒而为君。因热伤营阴，故以生地黄凉血滋阴，麦冬清热养阴生津，玄参滋阴降火解毒，三药合用即为增液汤，既可养阴保津，又可助君药清营凉血解毒而为臣药。君臣相配，咸寒与甘寒并用，清营热而滋营阴，祛邪扶正兼顾。

75. 龙胆泻肝汤中的药物苦燥渗利易伤阴，故以生地黄、当归滋阴养血，使邪去而阴血不伤。肝体阴而用阳，性喜条达而恶抑郁，火热内郁，肝胆之气不舒，且方中骤用大剂苦寒降泄之品，既恐肝胆之气被郁，又虑折伤肝胆生发之气，故以柴胡疏畅肝胆之气。

76. 白头翁汤的功效：清热解毒，凉血止痢。

77. 阳和汤的组成：熟地黄、麻黄、鹿角胶、白芥子、肉桂、生甘草、炮姜炭。

78. 香砂六君子汤配伍半夏、陈皮、木香、砂仁，功在益气和胃，行气化痰，适用于脾胃气虚，痰阻气滞证。

79. 四物汤的主治病证：营血虚滞证。临床表现可见头晕目眩，心悸失眠，面色无华，妇人月经不调，量少或经闭不行，脐腹作痛，甚或瘕块硬结，舌淡，口唇、爪甲色淡，脉细弦或细涩。

80. 当归补血汤中重用黄芪为君（用量五倍于当归）的意义：①补气而专固肌表，即达"有形之血不能速生，无形之气所当急固"之理；②大补脾肺之气，以资化源，使气旺血生。

81. 一贯煎的主治病证：肝肾阴虚，肝气郁滞证。临床表现可见胸脘胁痛，吞酸吐苦，咽干口燥，舌红少津，脉细弱或虚弦。亦治疝气瘕聚。

82. 四神丸的组成：肉豆蔻、补骨脂、五味子、吴茱萸。

83. 神志不安多因情志内伤致脏腑偏盛偏衰引起。表现为心悸健忘、虚烦失眠，多属虚证。以虚损为主要表现而兼见神志不安者，又重在补益。

84. 朱砂安神丸以朱砂为君，甘寒质重，专入心经，寒能清热，重可镇怯，既重镇安神，又清心经火。

85. 紫雪的主治病证：①温热病，热闭心包及热盛动风证；②高热烦躁，神昏谵语，痉厥，口渴唇焦，尿赤便闭，舌质红绛，苔黄燥，脉数有力或弦数；③小儿热盛惊厥。

86. 苏子降气汤中的苏子可降气平喘，祛痰止咳，为君药。

87. 血府逐瘀汤中的柴胡疏肝解郁，升达清阳，与桔梗、枳壳同用，升、降、开并施，尤善理气行滞，使气行则血行。

88. 镇肝熄风汤的组成：怀牛膝、生赭石、生龙骨、生牡蛎、生龟甲、生杭芍、玄参、天冬、川楝子、生麦芽、茵陈、甘草。

89. 清燥救肺汤的主治病证：温燥伤肺，气阴两伤证。临床表现可见身热头痛，干咳无痰，气逆而喘，咽喉干燥，鼻燥，心烦口渴，胸满胁痛，舌干少苔，脉虚大或数。

90. 苓桂术甘汤的主治病证：中阳不足所致痰饮。临床表现可见胸胁支满，目眩心悸，短气而咳，舌苔白滑，脉弦滑或沉紧。

91. 独活寄生汤的主治病证：痹证日久，肝肾两虚，气血不足证。腰膝疼痛、痿软，肢节屈伸不利，或麻木不仁，畏寒喜温，心悸气短，舌淡苔白，脉细弱。

92. 乌梅丸的功效：温脏安蛔。

二、B1 型题

[93～94] ①阴胜则寒：指阴寒内盛，功能抑制或障碍，从而导致阴寒水湿病邪积聚，机体热量不足等病理状态。如受寒饮冷，寒邪直中于里的病证，可见腹痛、腹泻、怕冷、喜热等症；②阳胜则热：指阳热亢盛，功能亢奋，机体反应性增强，导致产热过剩或散热不利之病理状态。如急性热病初起，发热面红，体温达38℃以上，甚至高热、烦躁。阳热偏盛可灼耗阴津，故热病常见口渴喜饮、便干溲少等津亏液少的病理表现。

[95～96] ①子行亢盛，引起母行

亦亢盛，结果是子母两行皆亢盛，称为"子病犯母"，如火旺导致木亢，终至木火皆亢；②子行虚弱，上累母行，引起母行亦不足，终致子母俱不足，称为"子盗母气"，如木不足导致水枯，终至木水皆不足。

[97～98]①肺与肾的关系，主要表现于津液代谢和呼吸运动两个方面；②心与肝的关系：主要表现在血液与神志方面的依存与协同。

[99～100]①胃的生理特性：胃主通降、胃喜润恶燥；②胆的生理特性：贮藏和排泄胆汁、胆主决断。

[101～102]①足少阴肾经与手厥阴心包经交接于胸中；②足厥阴肝经与手太阴肺经交接于肺中。

[103～105]①火易伤津耗气：火热之邪最易迫津外泄，消灼津液，火热致病，除见高热之外，往往伴有口渴喜冷饮、口舌咽干、小便短赤、大便干结等津伤阴亏征象。火热亢盛，极易损伤正气，而使全身功能减弱；②火热易生风：火热袭人，多耗伤阴津，使筋失其滋养濡润而伤及肝经，引起"肝风内动"，称为"热极生风"。临床表现为高热、神昏谵语、四肢抽搐、目睛上视、颈项强直、角弓反张等；③火热为阳邪，其性炎上：火热之性，升腾上炎，故属阳邪。火热伤人，多见高热、烦渴、汗出、脉洪数等症。因其主动而炎上，故火热伤人常见神明扰乱，表现为心烦、失眠、狂躁妄动、神昏谵语等。

[106～108]《素问·五脏生成》

曰："是故多食咸，则脉凝泣而变色；多食苦，则皮槁而毛拔；多食辛，则筋急而爪枯；多食酸，则肉胝皱而唇揭；多食甘，则骨痛而发落，此五味之所伤也。"

[109～110]①自汗：醒时经常汗出，活动后更甚的症状；②盗汗：睡则汗出，醒则汗止的症状。

[111～112]①面黑暗淡，属肾阳虚证；②面黑干焦，属肾阴虚证。

[113～114]①双睑下垂者，为先天不足，脾肾亏虚所致；②单睑下垂者，或双睑下垂不一，因脾气虚衰，或外伤所致。

[115～116]①舌色紫暗，或舌上有瘀斑、瘀点，属血瘀证；②舌淡白有裂纹者，为血虚不润所致。

[117～118]①脉结有力，主寒证、痰证、瘀血证；②脉结无力，主气血不足证。

[119～120]①桑叶的功效：疏散风热，清肺润燥，平抑肝阳，清肝明目，凉血止血；②菊花的功效：疏散风热，平抑肝阳，清肝明目，清热解毒。

[121～122]（1）夏枯草的主治病证：①目赤肿痛，头痛眩晕，目珠夜痛；②瘰疬，瘿瘤；③乳痈肿痛。（2）天花粉的主治病证：①热病烦渴；②肺热燥咳；③内热消渴；④疮疡肿毒。

[123～124]①郁李仁的功效：润肠通便，利水消肿；②芒硝的功效：泻下攻积，润燥软坚，清热消肿，回乳

（外用）。

[125～126] 豨莶草的用法用量：煎服，9～12g。外用，适量。治风湿痹痛、半身不遂时宜制用，治风疹湿疮、疮痈时宜生用。

[127～128] ①神曲的主治病证：饮食积滞。丸剂中有金石药，加入本品可助消化；②鸡内金的用法：煎服；研末服。研末服效果比煎剂好。

[129～130] ①莪术的功效：破血行气，消积止痛；②水蛭的功效：破血通经，逐瘀消癥。

[131～132] ①浙贝母的功效：清热化痰，散结消痈；②天竺黄的功效：清热化痰，清心定惊。

[133～134] 硫黄的功效：外用解毒杀虫止痒，内服补火助阳通便。

[135～136] ①桑菊饮的主治病证：风温初起，表热轻证。症见咳嗽，身热不甚，口微渴，脉浮数；②银翘散的主治病证：温病初起。症见发热，微恶风寒，无汗或有汗不畅，头痛口渴，咳嗽咽痛，舌尖红，苔薄白或薄黄，脉浮数。

[137～138] ①清营汤的组成：犀角、生地黄、玄参、竹叶心、麦冬、丹参、黄连、金银花、连翘；②清瘟败毒饮的组成：生石膏、生地黄、犀角、黄连、栀子、桔梗、黄芩、知母、赤芍、玄参、连翘、甘草、牡丹皮、竹叶。

[139～140] ①玉女煎的主治病证：胃热阴虚证。症见头痛，牙痛，齿

松牙衄，烦热干渴，舌红苔黄而干。亦治消渴，消谷善饥等；②清胃散的主治病证：阳火牙痛。症见牙痛牵引头脑，面颊发热，其齿喜冷恶热，或牙宣出血，或牙龈红肿溃烂，或唇舌颊腮肿痛，口气热臭，口干舌燥，舌红苔黄，脉滑数。

[141～142]（1）补中益气汤的主治病证：①脾虚气陷证。症见饮食减少，体倦肢软，少气懒言，面色萎黄，大便稀溏，舌淡，脉虚；脱肛，子宫脱垂，久泻久痢，崩漏等；②气虚发热证。身热自汗，渴喜热饮，气短乏力，舌淡，脉虚大无力。（2）参苓白术散的主治病证：脾虚湿盛证。症见饮食不化，胸脘痞闷，肠鸣泄泻，四肢乏力，形体消瘦，面色萎黄，舌淡苔白腻，脉虚缓。

[143～144] ①温经汤的功效：温经散寒，养血祛瘀；②生化汤的功效：养血祛瘀，温经止痛。

[145～146] 咳血方中的青黛可清肝泻火，凉血止血；山栀子可清热凉血，泻火除烦，炒黑可入血分而止血，两药合用，澄本清源，而为君药。

[147～148] ①天麻钩藤饮的主治病证：肝阳偏亢，肝风上扰证。症见头痛，眩晕，失眠多梦，或口苦面红，舌红苔黄，脉弦或数；②镇肝熄风汤的主治病证：类中风。症见头目眩晕，目胀耳鸣，脑部热痛，面色如醉，心中烦热，或时常噫气，或肢体渐觉不利，口眼㖞斜，甚则眩晕颠仆，移时始醒，或醒后不能复原，脉弦长有力。

［149～150］①二陈汤的主治病证：湿痰证。症见咳嗽痰多，色白易咳，恶心、呕吐，胸膈痞闷，肢体困重，或头眩心悸，舌苔白滑或腻，脉滑；②清气化痰丸的主治病证：痰热咳嗽。症见咳嗽气喘，咳痰黄稠，胸膈痞闷，甚则气急呕恶，烦躁不宁，舌质红，苔黄腻，脉滑数。

中医临床部分

答案部分：

1	2	3	4	5	6	7	8	9	10
E	B	D	A	D	D	E	B	B	A
11	12	13	14	15	16	17	18	19	20
D	C	D	E	C	D	D	B	B	E
21	22	23	24	25	26	27	28	29	30
D	A	C	B	A	D	A	C	C	B
31	32	33	34	35	36	37	38	39	40
A	C	C	B	E	B	C	A	E	B
41	42	43	44	45	46	47	48	49	50
D	D	C	E	C	E	B	E	D	E
51	52	53	54	55	56	57	58	59	60
A	D	A	E	E	C	D	C	C	A
61	62	63	64	65	66	67	68	69	70
A	D	E	A	A	D	A	E	B	C
71	72	73	74	75	76	77	78	79	80
B	D	C	B	B	A	B	A	D	B
81	82	83	84	85	86	87	88	89	90
C	B	A	A	C	B	C	A	E	B

91	92	93	94	95	96	97	98	99	100
E	B	D	B	E	E	C	D	C	E
101	102	103	104	105	106	107	108	109	110
C	E	D	C	C	C	C	C	C	D
111	112	113	114	115	116	117	118	119	120
B	E	A	C	E	E	D	B	B	E
121	122	123	124	125	126	127	128	129	130
A	E	E	A	C	C	A	E	A	C
131	132	133	134	135	136	137	138	139	140
E	A	E	B	D	C	E	A	E	D
141	142	143	144	145	146	147	148	149	150
C	B	A	C	C	A	C	B	E	A

解析部分：

一、A1 型题

1. 由于肺痈初期与风温极为类似，故应注意两者之间的区别。风温起病多急，以发热、咳嗽、烦渴或伴气急胸痛为特征，与肺痈初期颇难鉴别，但肺痈之振寒、咳吐浊痰明显，喉中有腥味是其特点，特别是风温经正确、及时治疗后，多在气分而解。如经 1 周治疗，身热不退，或退而复升，咳吐浊痰，应进一步考虑肺痈之可能。

2. 心悸之瘀阻心脉证的治法：活血化瘀，理气通络。

3. 喘证之肺气虚耗证的治法：补肺益气养阴。

4. 咳声粗浊者，多为风热或痰热伤津所致。

5. 治疗因心肾不交致不寐的代表方：六味地黄丸合交泰丸加减。

6. 胃痛之湿热中阻证的治法：清化湿热，理气和胃。

7. 治疗因脾胃虚弱致泄泻的代表方：参苓白术散加减。

8. 长期忧郁思虑过度，或久坐、久卧少动，或有腹部手术者，多致气机郁滞而为气秘实证。

9. 胁痛之肝络失养证，若阴亏过甚，舌红而干，可酌加石斛、玄参、天冬。

10. 黄疸之疫毒炽盛证，症见病情急骤，疸色如金，兼见神昏、发斑、出血等危象。

11. 鼓胀之气滞湿阻证的治法：疏肝理气，运脾利湿。

12. 对于内伤头痛中属虚证或虚实夹杂证者，施用的治法应以滋阴养血，益肾填精为主。

13. 热淋：若热毒弥漫三焦，用黄连解毒汤合五味消毒饮以清热泻火解毒。

14. 消渴的病机：阴津亏损，燥热偏盛。治疗原则：清热润燥，养阴生津。

15. 治疗行痹的代表方：防风汤加减。

16. 肾善为身无潮热，口和齿润，小便清长，夜卧安静。

17. 钝痛：疼痛滞缓，病变多在骨与关节间，如流痰等。

18. 清热法的代表方剂：清热解毒方，如五味消毒饮；清气分之热方，如黄连解毒汤；清血分之热方，如犀角地黄汤、清营汤；养阴清热方，如知柏八味丸；清骨蒸潮热方，如清骨散。

19. 补托法用于肿疡毒势方盛，正气已虚，不能托毒外出者。

20. 腐蚀药与平胬药的适应证：凡肿疡在脓未溃时；痔疮、瘰疬、赘疣、息肉等病；溃疡破以溃后，疮口太小，引流不畅；疮口僵硬，胬肉突出，腐肉不脱等妨碍收口时，均可使用。

21. 切开法就是运用手术刀把脓肿切开，以使脓液排出，从而达到疮疡毒随脓泄，肿消痛止，逐渐向愈的目的。这里所讲的切开法仅指脓疡的切开。

22. 蛇眼疔宜沿甲旁 0.2cm 挑开引流。

23. 丹毒的病因病机：本病总由血热火毒为患。凡发于头面部者，多夹风热；发于胸腹腰胯部者，多夹肝脾郁火；发于下肢者，多夹湿热；发于新生儿者，多由胎热火毒所致。

24. 治疗因脾虚胃弱致乳岩的代表方：参苓白术散或理中汤加减。

25. 治疗因毒热蕴结致瘤、岩的代表方：五味消毒饮合当归芦荟丸加减。

26. 失荣的发生与肝胆关系密切。

27. 糜烂：为局限性的表皮缺损，系由疱疹、脓疱的破裂，痂皮的脱落等露出的红色湿润面，多属湿热为患。糜烂因损害较浅，愈后较快，且不留瘢痕。

28. 蛇串疮好发于胸胁部，故又名缠腰火丹，亦称为火带疮、蛇丹、蜘蛛疮等。

29. 血栓性浅静脉炎多见于筋瘤后期，部位则以四肢多见（尤其多见于下肢），其次为胸腹壁等处。

30. 治疗重度烧伤后出现火毒伤津证的代表方：黄连解毒汤、银花甘草汤、犀角地黄汤或清营汤加减。

31. 现代推算预产期的公式是：从末次月经的第一天算起，月数加 9（或减 3），日数加 7（阴历则加 14）。

32. 肝气郁结，疏泄失司，冲任失调，血海蓄溢失常，则可发生月经先后无定期。肝郁化热化火，热扰冲任血海，迫血妄行，可致月经先期、月经过多、崩漏、胎漏、产后恶露不绝。

33. 月经后期之虚寒证：素体阳虚，或久病伤阳，阳虚内寒，脏腑失于温养，生化失期，气虚血少，冲任亏虚，血海不能如期满溢，遂致月经后期。

34. 月经过多之血热证的主要表现：经行量多，色鲜红或深红，质黏稠，或有小血块，伴心烦，尿黄便结，舌红，苔黄，脉滑数。

35. 经间期出血：基础体温测定显示，低、高温相交替时出现少量阴道出血。

36. 崩漏的治疗，多根据发病的缓急和出血的新久，本着"急则治其标，缓则治其本"的原则，灵活掌握和运用塞流、澄源、复旧的治崩三法。

37. 经行浮肿的病因：①脾肾阳虚；②气滞血瘀。

38. 治疗因热毒蕴结致带下过多的代表方：五味消毒饮（《医宗金鉴》）加土茯苓、败酱草、鱼腥草、薏苡仁。

39. 治疗气血虚弱所致胎动不安的代表方：胎元饮（《景岳全书·妇人规》）。

40. 妊娠小便淋痛之心火偏旺证的病因病机：素体阳盛，孕后阴血养胎，阴不上乘，心火偏旺，或孕后过食辛辣助火之品，热蕴于内，引动心火，心火移热于小肠，传入膀胱，热灼津液，故小便淋沥涩痛。

41. 产后发热：根据历代文献记载，引起产后发热的原因很多，但致病机理与产后"正气易虚，易感病邪，易生瘀滞"的特殊生理状态密切相关。

42. 应注意产后用药"三禁"，即禁大汗以防亡阳，禁峻下以防亡阴，禁通利小便以防亡津液。

43. 若产后1～2周寒战、高热反复发作，抗菌治疗无效，或见下肢肿胀发硬，皮肤发白，小腿腓肠肌与足底出现疼痛或压痛，甚者痛不可着地，舌暗脉弦，此为盆腔血栓性静脉炎，是产褥感染的一种特殊形式，属严重并发症。中医可按"脉痹"论治，热毒、痰阻与湿邪留滞经脉肌肤是其主要病机，治疗以清热解毒，活血化瘀，祛湿通络为主，可选抵当汤（《金匮要略》）合四妙勇安汤（《验方新编》）随证加减。

44. 产后恶露不绝之血瘀证：方药选生化汤加减。若气虚明显，伴小腹空坠者，加党参、黄芪补气摄血；若瘀久化热，恶露臭秽，兼口干咽燥，加紫草、马齿苋、蒲公英，增强清热化瘀之功。

45. 不孕症之肾阳虚证的主要表现：婚久不孕，月经迟发，或月经后推，或停闭不行，经色淡暗，性欲淡漠，小腹冷，带下量多，清稀如水，或子宫发育不良，头晕耳鸣，腰酸膝软，夜尿多，眼眶暗，面部暗斑，或环唇暗，舌质淡暗，苔白，脉沉细尺弱。

46. 临床可用以下公式推算小儿体重：<6个月时体重（kg）=3+0.7×月龄。

47. 小儿脉搏次数（次/分）：8~14岁时脉搏次数为70~90次/分。

48. 由于小儿"稚阳未充"，故易见阳气虚衰，表现为寒证。

49. 小儿面红耳赤，咽痛，脉浮，为风热外感。

50. 小儿指纹是指示指桡侧的浅表静脉。

51. 小儿颅骨按之不坚而有弹性感，多为维生素D缺乏性佝偻病。

52. 熏洗法是利用中药的药液及蒸气熏蒸、擦洗人体外表的一种治法。如夏日高热无汗，可用香薷煎汤熏洗，发汗退热。

53. 胎怯儿先天脾肾两虚，则各脏腑无以滋生化育，其形态、功能均不成熟，五脏禀气未充，全身失于涵养。如肺气不足，则皮薄怯寒，毛发不生。

54. 胎黄之湿热郁蒸证：由于孕母素体湿盛或内蕴湿热之毒，遗于胎儿，或因胎产之时，出生之后，婴儿感受湿热邪毒所致。

55. 小儿痰热咳嗽伴有稠痰难咳时，加瓜蒌皮、胆南星、葶苈子以清肺化痰。

56. 小儿泄泻之风寒泻证，夹有食滞者，去甘草、大枣，加焦山楂、鸡内金消食导滞。

57. 治疗小儿口疮的代表方：泻心导赤散加减。常用黄连、灯心草清热解毒泻心火，淡竹叶、连翘清心除烦，生地黄、麦冬滋阴凉血生津。外用冰硼散或珠黄散搽口腔患处。

58. 急惊风的治疗以清热、豁痰、镇惊、息风为基本法则。

59. 风疹的临床表现：以轻度发热，咳嗽，全身皮肤出现细沙样玫瑰色斑丘疹，耳后、枕部瘰核（淋巴结）肿大为主要特征。

60. 猩红热患儿余邪内归，损伤肺、脾、肾，导致三焦水液输化通调失职，水湿内停，外溢肌肤，则可见水肿、小便不利等证候。

61. 冲脉加强了足阳明胃经与足少阴肾经之间的联系。

62. 阿是穴又称天应穴、不定穴等，是以压痛或其他反应点作为刺灸的部位，既不是经穴，又不是奇穴，而是按压痛点取穴。

63. 在骨度分寸定位法中，两肩胛骨喙突内侧缘之间为12寸，特点为用于确定胸部腧穴的横向距离。

64. 少商穴的定位：在手指，拇指末节桡侧，指甲根角侧上方0.1寸（指寸）。

65. 手三里穴的定位：在前臂，阳溪穴与曲池穴连线上，肘横纹下2寸处。

66. 足三里穴的定位：在小腿外侧，犊鼻下3寸，胫骨前嵴外1横指处，犊鼻与解溪连线上。

67. 少泽穴的主治病证：①乳痈、乳汁少等乳疾；②昏迷、热病等；③头痛、目翳、咽喉肿痛等头面五官病证。

68. 肺俞穴的主治病证：①咳嗽、气喘、咯血等肺疾；②骨蒸潮热、盗汗等阴虚病证；③皮肤瘙痒、瘾疹等皮肤病。

69. 照海穴位于足少阴肾经。

70. 晕针时，应立即将针全部取出，让患者平卧，注意保暖，监测一般生命体征，轻者休息片刻即可缓解，重者可刺人中、素髎、内关、足三里，灸百会、关元、气海等穴，即可恢复。

71. 刺络法，多用于曲泽、委中等穴，治疗急性吐泻，疼痛，中暑，发热等。

72. 足阳明胃经的井穴为厉兑。

73. 中经络者若出现下肢不遂，针灸治疗时可配环跳、足三里、风市、阳陵泉、悬钟、太冲穴。

74. 对于热邪内蕴致呕吐者，针灸治疗时可配合谷、金津、玉液。

75. 合谷为手阳明大肠经的原穴，可清阳明之热，为治疗牙痛之要穴。

二、A2 型题

76. 本病为感冒，证属风热犯表证。代表方：银翘散或葱豉桔梗汤加减。

77. 本病为不寐，证属肝火扰心

证。代表方：龙胆泻肝汤加减。

78. 本病为呕吐，证属痰饮内阻证。代表方：小半夏汤合苓桂术甘汤加减。

79. 本病为腹痛，证属中虚脏寒证。治法：温中补虚，缓急止痛。

80. 本病为胁痛，证属肝络失养证。治法：养阴柔肝。

81. 本病为风寒头痛。代表方：川芎茶调散加减。

82. 本病为中风之中脏腑，证属痰热腑实证。治法：通腑泄热，息风化痰。

83. 本病为水肿，证属脾阳虚衰证。治法：健脾温阳利水。

84. 本病为鼻衄，证属气血亏虚证。治法：补气摄血。

85. 本病为疔疮，证属体虚毒恋，阴虚内热证。代表方：仙方活命饮合增液汤加减。

86. 本病为乳岩，证属肝郁痰凝证。代表方：神效瓜蒌散合开郁散加减。

87. 本病为瘤，证属气郁痰凝证。代表方：通气散坚丸加减。

88. 本病为失荣，证属气血两亏证。代表方：八珍汤合四妙勇安汤加减。

89. 本病为蛇串疮，证属肝经郁热证。代表方：龙胆泻肝汤加紫草、板蓝根、延胡索等。

90．本病为酒齄鼻，证属热毒蕴肤证。代表方：黄连解毒汤合凉血四物汤加减。

91．本病为肛痈，证属热毒蕴结证。代表方：仙方活命饮、黄连解毒汤加减。

92．本病为尿石症，证属肾气不足证。治法：补肾益气，通淋排石。

93．本病为血栓性浅静脉炎。治法：疏肝解郁，活血解毒。

94．本病为月经过多，证属血热证。代表方：保阴煎（《景岳全书》）加地榆、茜草、马齿苋。

95．本病为崩漏，证属实热证。若兼见心烦易怒，胸胁胀痛，口干苦，脉弦数，为肝郁化热或肝经火炽之证，治法当清肝泄热止血，于上方基础上加柴胡以疏肝，夏枯草、龙胆以清泻肝热。

96．本病为经行浮肿，证属气滞血瘀证。代表方：八物汤（《医垒元戎》）加泽泻、益母草。

97．本病为经行吐衄，证属肺肾阴虚证。代表方：顺经汤（《傅青主女科》）加牛膝。

98．本病为妊娠恶阻，证属脾胃虚弱证。若脾虚夹痰浊，症见胸闷泛恶，呕吐痰涎，舌淡苔厚腻，脉缓滑，可在香砂六君子汤基础上加全瓜蒌、紫苏叶，橘红易陈皮以宽胸理气，化痰止呕。

99．本病为子肿，证属脾虚证。代表方：白术散（《全生指迷方》）加砂仁。

100．本病为产后血晕，证属血虚气脱证。代表方：参附汤（《校注妇人良方》）。

101．本病为闭经，证属气血虚弱证。代表方：人参养荣汤（《和剂局方》）。

102．本病为不孕症，证属肾阴虚证。代表方：养精种玉汤（《傅青主女科》）。

103．本病为胎怯，证属脾肾两虚证。治法：健脾益肾，温运脾阳。

104．本病为胎黄，证属气滞血瘀证。代表方：血府逐瘀汤加减。常用柴胡、枳壳、桃仁、当归、赤芍、丹参行气化瘀。

105．本病为小儿感冒，证属暑邪感冒证。代表方：新加香薷饮加减。常用香薷发汗解表化湿，金银花、连翘解暑清热，广藿香、佩兰祛暑利湿，厚朴、白豆蔻、扁豆花化湿和中。

106．本病为小儿鹅口疮，证属风热乘脾证。治法：疏风散火，清热解毒。

107．本病为小儿厌食症，证属脾胃阴虚证。代表方：养胃增液汤加减。常用沙参、石斛、玉竹滋脾养胃，乌梅、白芍、甘草酸甘化阴，佐以香橼皮理气助运而不过于温燥，谷芽、麦芽和中开胃。

108．本病为小儿疳积兼疳肿胀。

代表方：防己黄芪汤合五苓散加减。常用黄芪、白术、甘草补气健脾，桂枝温阳通经，茯苓、猪苓、泽泻、防己健脾渗湿利水，生姜、大枣和中安胃，调和营卫。

109. 本病为小儿水肿，证属湿热内侵证。代表方：五味消毒饮合小蓟饮子加减。常用金银花、野菊花、蒲公英、紫花地丁、天葵子清热解毒，桑白皮、生姜皮、大腹皮、茯苓皮利水消肿，陈皮理气和中。

110. 本病为小儿麻疹，证属邪犯肺卫证。代表方：宣毒发表汤加减。常用升麻解肌透疹而解毒，葛根解肌透疹并生津，荆芥、防风、薄荷疏风解表以助透疹，连翘清热解毒，前胡、牛蒡子、甘草、桔梗宣肺利咽止咳。

111. 本病为小儿猩红热，证属邪侵肺卫证。治法：辛凉宣透，清热利咽。

112. 头痛如裹，兼肢体困重，苔白腻，脉濡者，为风湿头痛，配合头维、阴陵泉穴。

113. 眩晕久作不已，兼少寐健忘，耳鸣，腰膝酸软，舌红，脉弦细者，为肾精不足证，除题干选穴外，还可配太溪、悬钟、三阴交穴。

114. 不寐：难以入睡，急躁易怒，舌红，苔黄，脉弦数者，为肝火扰神证，配行间、侠溪穴。

115. 哮喘：喉中痰鸣如吼，胸高气粗，痰色黄或白，黏着稠厚，伴口渴，便秘，舌红，苔黄腻，脉滑数者，为痰热阻肺证，配丰隆、曲池穴。

116. 呕吐：清水痰涎，脘痞纳呆，头眩心悸，苔白腻，脉滑者，为痰饮内停证，配丰隆、公孙穴。

117. 便秘：欲便不得，或便而不爽，腹中胀痛，胸胁痞满，舌苔薄腻，脉弦者，为气秘，配太冲、中脘穴。

118. 崩漏：血色正常或有血块，伴叹息，小腹胀痛，苔薄，脉弦者，为气郁证，配膻中、太冲穴。

119. 蛇串疮：皮损色淡，疱壁松弛，兼胸脘痞满，纳差，舌红，苔黄腻，脉濡数者，为脾胃湿热证，配阴陵泉、内庭穴。

120. 牙痛：起病较缓，牙痛隐作，时作时止，牙龈微红肿或见萎缩，齿浮动，舌红，少苔，脉细数者，为虚火牙痛，配太溪、行间穴。

三、B1 型题

[121～122] 心悸的治法：①心阳不振证：温补心阳，安神定悸；②水饮凌心证：振奋心阳，化气行水，宁心安神。

[123～124] ①治疗因痰气郁结致癫证的代表方：逍遥散合顺气导痰汤加减；②治疗因痰热瘀结致狂证的代表方：癫狂梦醒汤加减。

[125～126] 治疗风湿热痹证的代表方：白虎加桂枝汤或宣痹汤加减。前方以清热宣痹为主，用于偏风热明显

者；后方重在清热利湿，用于偏湿热盛者。

[127～128] 切开法的切口选择：①若为关节区脓肿，一般施行横切口、弧形切口或"S"形切口，因为纵切口在瘢痕形成后易影响关节功能；②若手指脓肿，应从侧方切开。

[129～130] ①发于胸背部有脐窝的赘疣，称鼠乳；②发于颈周围及眼睑部位，呈细软丝状突起者，称丝状疣或线瘊。

[131～132] ①臁疮外治时若周围有湿疹，则用青黛散调麻油盖贴；②臁疮腐肉已脱，露新肉者，用生肌散外盖生肌玉红膏。

[133～134] ①妇人肝血素虚，经前或孕后阴血下聚冲任、胞宫，阴血益亏，肝阳偏亢，可出现经前头痛、经行眩晕、子晕；②妇人阴虚阳亢，阳化风动，肝火愈炽，风火相煽，可发为子痫。

[135～136] ①经期吐衄患者若出现双目干涩等肝肾阴虚时，宜滋肾养肝，平肝潜阳，加枸杞子、杭菊花、沙苑子；②经期吐衄患者若出现头痛、眩晕较甚，则加天麻、钩藤、珍珠母以增平肝息风镇潜之效。

[137～138] ①产后痉证的临床表现：产妇在产后或产褥期，出现四肢抽搐，项背强直，甚至口噤昏迷，角弓反张，苦笑面容，呼吸急促，口吐白沫，全身大汗；②产后血晕的临床表现：产妇分娩后突然头昏眼花，不能起坐，或心胸满闷，恶心呕吐，痰涌气急，心烦

不安，甚则神昏口噤，不省人事；③产后子痫的临床表现：妊娠晚期或临产前及新产后，突然发生眩晕倒仆，昏不知人，四肢抽搐，全身强直，须臾醒，醒复发，甚至昏迷不醒。

[139～140] ①导致小儿囟门凹陷的因素多见于阴伤液竭之失水；②导致小儿囟门凸出的因素多见于热炽气营之脑炎、脑膜炎等。

[141～142] 小儿肺炎喘嗽之痰热闭肺证的治疗：①热甚者加栀子、虎杖清泄肺热；②喘促而面唇发绀者，加丹参、赤芍活血化瘀。

[143～144] ①急惊风四证中，风证之外风邪在肌表，如高热惊厥，为一过性证候，热退惊风可止；②急惊风四证中，风证之内风病在心肝，热、痰、风三证俱全，反复抽搐，神志不清，病情严重。

[145～146] ①耳区的听宫、听会、翳风、耳门诸穴，均能治疗耳病；②胃部的中脘、建里、梁门等穴，均能治疗胃病。

[147～148] ①隔姜灸，常用于因寒而致的呕吐、腹痛以及风寒痹痛等病证；②隔附子饼灸，多用于治疗命门火衰而致的阳痿、早泄或疮疡久溃不敛等病证。

[149～150] ①治疗咽喉肿痛之实证的主穴：少商、合谷、尺泽、关冲；②治疗咽喉肿痛之虚证的主穴：太溪、照海、列缺、鱼际。

考前冲刺 4 套卷（三）答案解析

中医基础部分

答案部分：

1	2	3	4	5	6	7	8	9	10
C	B	D	B	C	E	C	B	C	E
11	12	13	14	15	16	17	18	19	20
B	A	E	C	A	A	E	D	D	C
21	22	23	24	25	26	27	28	29	30
B	D	D	C	B	A	C	B	B	D
31	32	33	34	35	36	37	38	39	40
B	B	B	A	D	B	A	D	C	C
41	42	43	44	45	46	47	48	49	50
E	E	D	A	C	B	A	B	A	B
51	52	53	54	55	56	57	58	59	60
C	B	D	B	A	C	B	A	D	D
61	62	63	64	65	66	67	68	69	70
A	A	B	A	D	D	A	B	E	A
71	72	73	74	75	76	77	78	79	80
D	D	B	E	A	D	A	A	D	B
81	82	83	84	85	86	87	88	89	90
D	B	A	D	D	C	E	E	A	D

91	92	93	94	95	96	97	98	99	100
C	E	D	B	E	D	C	E	B	D
101	102	103	104	105	106	107	108	109	110
A	C	B	E	E	B	B	E	C	A
111	112	113	114	115	116	117	118	119	120
D	C	C	E	C	D	C	E	C	D
121	122	123	124	125	126	127	128	129	130
B	D	A	D	E	A	B	B	D	A
131	132	133	134	135	136	137	138	139	140
A	C	B	E	A	C	B	C	B	D
141	142	143	144	145	146	147	148	149	150
B	D	A	E	B	A	E	A	E	B

解析部分：

一、A1 型题

1. 证，是机体在疾病发展过程中某一阶段的病理概括，包括病变的部位、原因、性质以及邪正关系，能够反映出疾病发展过程中某一阶段病理变化的本质，相比症状，证更全面、更深刻、更准确地揭示了疾病的发展过程和本质。

2. 阴阳互用是指阴阳双方具有相互资生、促进和助长的关系。如果人体阴阳之间的互滋互用关系失常，就会出现"阳损及阴"或"阴损及阳"的病理变化。

3. 温热属阳。辛、甘、淡味属阳。具有升阳发表、祛风、散寒、涌吐、开窍等功效的药物，多上行向外，其性升浮，升浮者为阳。

4. 五官中的"鼻"对应五行中的"金"。

5. 依据五行母子相及与相乘、相侮关系，五脏中一脏有病，可以传及其他四脏而发生传变。如肝有病可以影响到心、肺、脾、肾等脏，心、肺、脾、肾有病也可以影响肝脏。因此，临床治疗时除对所病本脏进行治疗之外，还要依据其传变规律，治疗其他脏腑，以防止其传变。如肝气太过，或郁结或上逆，木亢则乘土，病将及脾胃，此时应在疏肝平肝的基础上预先培其脾气，使肝气得平，脾气得健，则肝病不得传于脾。如《难经·七十七难》曰："见肝之病，则知肝当传之于脾，故先实其脾气"。

6. 五行中的"水"可对应变动中的"栗"。

7. 肺主气，司呼吸是指肺具有主呼吸之气和主一身之气的作用。肺从自然界吸入清气。呼出体内的浊气，吐故纳新，使体内外的气体不断交换，从而保证了人体新陈代谢的正常进行，成为体内外气体交换的场所，吸入的清气与脾胃运化的水谷精气在肺相合生成宗气，贯心脉以行心血。肺气的升降出入运动对全身气机具有调节作用，故"诸气者，皆属于肺"。

8. 脾胃在五行中属土，根据阴阳属性分类，脾为太阴湿土之脏，胃为阳明燥土之腑。

9. 肝之病变以升发太过为多见，临床多见肝阳上亢、肝气上逆的病理变化，故又有"肝气肝阳常有余"之说。

10. "齿为骨之余"，牙齿是全身最硬的骨组织，牙齿的生长与脱落，与肾中精气的盛衰密切相关。

11. 胃主通降：指胃气向下通降运动以下传水谷及糟粕的生理特性。藏象学说以脾胃之气的升降运动来概括整个消化系统的生理功能。脾宜升则健，胃宜降则和，脾升胃降协调，共同促进食物的消化吸收。

12. 宗气的生理功能：上走息道以行呼吸，贯注心脉以行气血。

13. 血能载气：指气必须依附于血而得以存于体内，不致散失，并赖血之运载而运行全身。大失血的患者，气亦随血的流失而大量丧失，往往导致涣散不收、漂浮无根的气脱病变，称为"气随血脱"。

14. 上肢内侧中缘的经脉是手厥阴心包经。

15. 下肢内侧分布的经脉是足三阴经。

16. 跷脉主司下肢运动。跷脉从下肢内、外侧分别上行至头面，能"分主一身左右之阴阳"，具有交通一身阴阳之气和调节肢体、肌肉运动的功能，可使下肢运动灵活跷捷。

17. 六淫致病常有明显的季节性。如春季多风病，夏季多暑病，长夏多湿病，秋季多燥病，冬季多寒病。

18. ①风为阳邪，其性开泄，易袭阳位，善行而数变，为百病之长；②暑为阳邪，其性炎热，性升散，耗气伤津，多夹湿；③火热为阳邪，其性炎上，伤津耗气，易生风动血，易发肿疡。

19. 心为五脏六腑之大主，主神明，各种情志刺激均先伤心神而后涉及他脏。

20. 《素问·五脏生成》曰："多食咸，则脉凝泣而变色；多食苦，则皮槁而毛拔；多食辛，则筋急而爪枯；多食酸，则肉胝皱而唇揭；多食甘，则骨痛而发落"。

21. ①痰饮：饮停胃肠；②悬饮：饮停胸胁；③支饮：饮停心肺；④溢饮：饮停四肢。

22. 小儿脏腑娇嫩，形气未充，发育迅速，故易感外邪，易伤饮食或感邪后易化热生风，或易患生长发育障碍之疾。

23. 复发，是指疾病初愈或疾病的缓解阶段，在某些诱因的作用下，引起疾病再度发作或反复发作的一种发病形式。

24. 血脱则固：在下血不止，崩中漏下等大出血时，多用酸涩之剂收敛固脱，防止血液继续流失，伍以益气药，取益气固脱之意。

25. 寒热往来：恶寒与发热交替发作的症状。常因外感病邪至半表半里阶段，正邪相争，互为进退所致，见于少阳病和疟疾，属半表半里证。

26. 午后或夜间潮热：午后或入夜低热，或五心烦热，骨蒸发热（有热自骨内向外透发的感觉，又称骨蒸潮热）等，系阴虚火旺所致，为阴虚潮热。

27. 目眩，兼面赤、头重、头痛等时，可由风火上扰、痰湿上蒙、肝火上炎所致，属实证。

28. 血附在大便表面或于排便前后滴出，血色鲜红者，称"近血"，病在大肠、肛门，因风火湿热为病，属热证、实证，病较轻浅。

29. 解颅是指头颅骨缝分裂，前囟扩大，不能闭合之症。多因肾气不足导致，多见于佝偻病患儿，此外，佝偻病患者还可有"五软"（头软、项软、手足软、肌肉软、口软）"五迟"（立迟、行迟、发迟、齿迟、语迟）等症状表现。

30. 咽部肿痛，肿势高突，色深红，周围红晕紧束，发热不退，提示脓已成。

31. 小儿指纹显于近掌侧第一横纹风关附近，表示邪气入络，邪浅病轻，可见于外感初起；指纹达于气关，是邪气入经；邪深病重；指纹达于命关，是邪入脏腑，病情严重。

32. 舌淡红而嫩，舌体不大，边有轻微齿痕者，可为先天性齿痕舌，病中见之示病情较轻，多见于小儿或气血不足者。

33. 短缩舌常与舌痿软并见，为病情危重的征象。

34. 朝食暮吐，或暮食朝吐，或食入一二时而吐，称为胃反。属脾胃阳虚证。

35. 咳声重浊沉闷而有力者，为寒痰湿浊停聚于肺所致，属实证。

36. 暴怒喊叫，或持续高声宣讲，伤及喉咙所致音哑或失音，为气阴耗伤所致。

37. 沉脉，轻取不应，重按始得，脉动显现的部位较深。

38. 迟脉，主寒证，亦可见于邪热结聚之实热证。

39. 肌肤初摸时并不感觉很热，但按摸稍久后即感灼手者，称为身热不扬，主湿热蕴结证。

40. 肿块按之有形，推之不移，痛有定处者，为癥积，病属血分。

41. 痰蒙心神证的临床表现：神情痴呆，意识模糊，甚则昏不知人；或情志抑郁，表情淡漠，喃喃独语，举止失常；或突然昏仆，不省人事，口吐涎沫，喉有痰声。

42. 胆郁痰扰证的临床表现：胆怯易惊，惊悸不宁，失眠多梦，烦躁不安，胸胁闷胀，善太息，头晕目眩，口苦，呕恶，吐痰涎，舌淡红或红，苔白腻或黄滑，脉弦缓或弦数。

43. 气血两虚证的临床表现：少气懒言，神疲乏力，自汗，面色淡白无华或萎黄，口唇、爪甲颜色淡白，或心悸、失眠，头晕目眩，形体消瘦，手足发麻，舌淡白，脉细无力等。

44. 肠道湿热证的临床表现：身热口渴，腹痛、腹胀，下痢脓血，里急后重，或暴泻如水，或腹泻不爽，粪质黄稠臭秽，肛门灼热，小便短黄，舌红，苔黄腻，脉滑数。

45. 苦味多用于治疗热证、火证、喘证、呕恶、便秘、湿证、阴虚火旺等证。

46. 煎汤代水，主要指某些药物为了防止与其他药物同煎使煎液浑浊，难于服用，宜先煎后取其上清液代水再煎煮其他药物，如灶心土等。此外，某些药物质轻用量多，体积大，吸水量大，如玉米须、丝瓜络、金钱草等，也须煎汤代水用。

47. 紫苏的功效：解表散寒，行气宽中，解鱼蟹毒，安胎。

48. ①升麻的功效：解表透疹，清热解毒，升举阳气；②柴胡的功效：解表退热，疏肝解郁，升举阳气；③葛根的功效：解肌退热，透疹，生津止渴，升阳止泻。

49. 金银花的主治病证：①痈肿疔疮。为治一切内痈外痈之要药；②外感风热，温病初起。也善清心胃热毒，有透营转气之功；③热毒血痢。此外，尚可用其治咽喉肿痛、小儿热疮及痱子。

50. 黄柏的主治病证：①湿热带下，热淋涩痛。尤长于清泻下焦湿热；②湿热泻，黄疸。善除大肠湿热以治痢；③湿热脚气；④骨蒸潮热，盗汗，遗精。长于清相火，退虚热；⑤疮疡肿毒，湿疹瘙痒。

51. 大黄的性味：苦，寒。归经：脾、胃、大肠、肝、心包经。主治病证：①积滞便秘。为治疗积滞便秘之要药，尤宜治疗实热便秘；②血热吐衄，目赤咽肿；③热毒疮疡，烧烫伤；④瘀血诸证；⑤湿热痢疾，黄疸，淋证。

52. 狗脊的功效：祛风湿，补肝肾，强腰膝。

53. 茯苓的主治病证：①水肿。为利水消肿之要药；②痰饮；③脾虚泄泻；④心悸，失眠。

54. 虎杖的功效：利湿退黄，清热解毒，散瘀止痛，化痰止咳，泻热通便。

55. 小茴香的主治病证：寒疝腹痛，睾丸偏坠疼痛，少腹冷痛，痛经；中焦虚寒气滞证。

56. 柿蒂的功效：降气止呃。

57. 莱菔子的功效：消食除胀，降气化痰。

58. 驱虫药一般在空腹时服用，使药物充分作用于虫体而保证疗效。

59. 白茅根的主治病证：①血热出血证；②水肿，热淋，黄疸；③胃热呕吐，肺热咳嗽。

60. 牛膝的主治病证：①瘀血阻滞导致的经闭、痛经、经行腹痛、胞衣不下、跌打伤痛。为治疗经产病之要药；②腰膝酸痛，下肢痿软；③淋证，水肿，小便不利；④头痛，眩晕，齿痛，口舌生疮，吐血，衄血。能引火（血）下行，以降上亢之阳和上炎之火。

61. 使用马钱子的注意事项：内服不宜生用及多服、久服。本品所含有毒成分能被皮肤吸收，故外用亦不宜大面积涂敷。孕妇禁用，体虚者忌用。

62. 川贝母的功效：清热化痰，润肺止咳，散结消痈。

63. 半夏的性味：辛，温。有毒。归经：脾、胃、肺经。功效：燥湿化痰，降逆止呕，消痞散结。外用消肿止痛。主治病证：①湿痰、寒痰证。为燥湿化痰、温化寒痰之要药。善治脏腑之湿痰；②呕吐。为止呕之要药，尤对痰饮或胃寒呕吐为宜；③心下痞，结胸，梅核气；④瘿瘤，痰核，痈疽肿毒，毒蛇咬伤。

64. 煅牡蛎的功效：收敛制酸，可治胃痛泛酸。

65. 麝香的功效：开窍醒神，活血通经，消肿止痛。麝香性温，开窍通闭力强，为开窍醒神之要药，闭证无论寒热皆可应用。

66. 黄芪的功效：补气健脾，升阳举陷，益卫固表，利尿消肿，托毒生肌。主治病证：①脾胃气虚，脾肺气虚，中气下陷，气不摄血；②自汗，盗汗；③气血不足所致的疮痈不溃或溃久不敛；④气虚水肿，小便不利；⑤气血双亏，血痹肢麻等。

67. 杜仲的功效：补肝肾，强筋骨，安胎。

68. 使用白芍的注意事项：阳衰虚寒之证不宜用。反藜芦。

69. 清法是通过清热、泻火、解毒、凉血等作用，以清除里热之邪的一类治法。适用于里热证、火证、热毒证以及虚热证等。

70. 解表剂在服法上一般宜温服，服后宜避风寒，或增衣被，或辅之以热粥，以助汗出。服解表剂的取汗程度以遍身持续微汗为佳，若汗出不彻则病邪不解，汗出太过则耗气伤津。汗出病瘥，即当停服，不必尽剂。

71. 败毒散的配伍意义：本方邪正兼顾，以祛邪为主。扶正药得祛邪药则补不滞邪，无闭门留寇之弊；祛邪药得扶正药则解表不伤正，相辅相成。喻嘉言用本方治疗外邪陷里而成之痢疾，意即疏散表邪，表气疏通，里滞亦除，其痢自止。此种治法，称为"逆流挽舟"法。

72. 大黄牡丹汤的主治病证：肠痈初起，湿热瘀滞证。症见右少腹疼痛拒按，按之其痛如淋，甚则局部肿痞，或右足屈而不伸，伸则痛剧，小便自调，或时时发热，自汗恶寒，舌苔薄腻，脉滑数。

73. 小柴胡汤中，人参、大枣有益气健脾之功效，一者取其扶正以祛邪，二者取其益气以御邪内传，脾正气旺盛，则邪无内向之机。

74. 白虎汤的主治病证：气分热盛证。症见壮热面赤，烦渴引饮，汗出恶热，脉洪大有力。

75. 普济消毒饮的功效：清热解毒，疏风散邪；主治病证：大头瘟。症见恶寒发热，头面红肿焮痛，目不能开，咽喉不利，舌燥口渴，舌红苔黄，脉浮数有力。

76. 青蒿鳖甲汤的主治病证：温病后期，邪伏阴分证。症见夜热早凉，热退无汗，舌红苔少，脉细数。

77. 使用祛暑剂的注意事项：①辨别暑病的本证、掌握兼证的有无及主次轻重；②暑多夹湿，祛暑剂每多配伍祛湿药，须注意暑湿的主次轻重；③暑重湿轻者，祛湿药不宜过于温燥，以免耗气伤津；湿重暑轻者，甘寒之品又当慎用，以免阴柔碍湿。

78. 吴茱萸汤的组成：吴茱萸、人参、生姜、大枣。

79. 生脉散的主治病证：①温热、暑热，耗气伤阴证。症见汗多神疲，体倦乏力，气短懒言，咽干，舌干红少苔，脉虚数；②久咳伤肺，气阴两虚证。症见干咳少痰，短气自汗，口干舌燥，脉虚细。

80. 完带汤的主治病证：脾虚肝郁，湿浊带下证。症见带下色白，清稀如涕，面色㿠白，倦怠便溏，舌淡苔白，脉缓或濡弱。

81. 炙甘草汤的功效：益气滋阴，通阳复脉。

82. 真人养脏汤的主治病证：久泻久痢，脾肾虚寒证。症见泻痢无度，滑脱不禁，甚至脱肛坠下，脐腹疼痛，喜温喜按，倦怠食少，舌淡苔白，脉迟细。

83. 天王补心丹的功效：滋阴清热，养血安神。

84. 半夏厚朴汤的主治病证：梅核气。症见咽中如有物阻，咯吐不出，吞咽不下，胸膈满闷，或咳或呕，舌苔白润或白滑，脉弦缓或弦滑。本证乃因情志不遂，肝气郁结，肺胃失于宣降，津液不布，聚而为痰，痰气郁结于咽喉所致。

85. 旋覆代赭汤中代赭石质重而沉降，善镇冲逆，为臣，因味苦性寒，故用量是旋覆花的三分之一。

86. 温经汤的主治病证：冲任虚

寒，瘀血阻滞证。症见漏下不止，或血色暗而有块，淋漓不畅，或月经超前或延后，或逾期不止，或一月再行，或经停不至，而见少腹里急，腹满，傍晚发热，手心烦热，唇口干燥，舌质暗红，脉细而涩。亦治妇人宫冷，久不受孕。

87. 十灰散的组成：大蓟、小蓟、荷叶、侧柏叶、白茅根、茜草根、栀子、大黄、牡丹皮、棕榈皮。

88. 羚角钩藤汤中，羚羊角入肝经，凉肝息风，钩藤清热平肝，息风解痉。两药相得益彰，清热凉肝，息风止痉，为君。

89. 养阴清肺汤的主治病证：白喉之阴虚燥热证。症见喉间起白如腐，不易拭去，并逐渐扩展，病变甚速，咽喉肿痛，初起或发热或不发热，鼻干唇燥，或咳或不咳，呼吸有声，似喘非喘，脉数无力或细数。

90. 甘露消毒丹的功效：利湿化浊，清热解毒。

91. 贝母瓜蒌散的主治病证：燥痰咳嗽。症见咳嗽呛急，咳痰不爽，涩而难出，咽喉干燥疼痛，苔白而干。

92. 枳实导滞丸的组成：大黄、枳实、神曲、茯苓、黄芩、黄连、白术、泽泻。

二、B1 型题

[93～95] ①阴阳互用是指阴阳双方具有相互资生、促进和助长的关系。如《素问》曰："阴在内，阳之守也；阳在外，阴之使也"，就指出阳以阴为基，阴以阳为偶；阴为阳守持于内，阳为阴役使于外，阴阳相互为用，不可分离；②阴阳互根是指一切事物或现象中相互对立的阴阳两个方面，具有相互依存、互为根本的关系。如果阴和阳之间的互根关系遭到破坏，就会导致"孤阴不生，独阳不长"，甚则"阴阳离决，精气乃绝"（《素问·生气通天论》）；③阴阳制约是指相互对立的阴阳双方，具有相互抑制和约束的特性。人体阴阳之间的动态平衡，是阴阳双方相互对立、相互制约的结果。即《素问·生气通天论》所谓"阴平阳秘，精神乃治"。

[96～97] 依据五行属性归类和五行生克乘侮规律，以确定五脏病变的部位，并推断病情的轻重顺逆。一般多从本脏所主的色、味、脉来诊断本脏病。如面色赤，口味苦，脉象洪，可诊断为心火亢盛等；面见青色，喜食酸味，脉现弦象，可以诊断为肝病。

[98～99] ①《素问·六节藏象论》曰："心为阳中之太阳"；②肾为五脏六腑之本，主一身阴阳，为水火之宅，寓真阴（命门之水）而含真阳（命门火）。

[100～101] ①质地较清稀，流动性较大，布散于体表皮肤、肌肉和孔窍，并能渗注于血脉，起滋润作用的，称为津；②质地较稠厚，流动性较小，灌注于骨节、脏腑、脑、髓等组织，起濡养作用的，则称为液。

[102～104] ①手、足太阳经行于面颊、头顶及头后部；②手、足少阳经行于头侧部；③手、足阳明经行于面

部、额部。

[105～106]（1）暑邪的性质及致病特点：①暑为阳邪，其性炎热；②暑性升散，耗气伤津；③暑多夹湿。（2）寒邪的性质及致病特点：①寒为阴邪，易伤阳气；②寒性凝滞，主痛；③寒性收引。

[107～108]①通因通用：即以通治通，指用通利之方药治疗具有实性通泻症状的病证。适用于因实邪内阻出现通泄症状的真实假虚证。如瘀血所致的崩漏采用活血祛瘀的方法，即属"通因通用"之运用；②寒因寒用：即以寒治寒，是指用寒性药物来治疗具有假寒征象的病证。适用于阳盛格阴的真热假寒证。

[109～110]①失眠伴急躁易怒，头胀头晕者，为肝郁化火证；②失眠伴多梦易醒，心悸，神疲，食少者，为心脾两虚证。

[111～112]①痿证：症见肢体软弱无力，行动不便，运动失灵，甚则肌肉松弛萎缩。可因湿热浸淫，筋脉弛缓，或脾胃虚衰，化源不足，或热伤肺津，筋脉失养，或肝肾亏虚，精血不足所致；②痹证：症见关节拘挛，屈伸不利，肢体动作困难，甚则伴见疼痛，肢麻，重着。为风寒湿邪阻闭经络所致。

[113～114]①咳声如犬吠，伴有声音嘶哑，吸气困难，是肺肾阴虚，疫毒攻喉所致，多见于白喉；②咳声短促，呈阵发性、痉挛性，连续不断，咳后有鸡鸣样回声，并反复发作者，为顿咳，又称为百日咳，因风邪与痰热搏结所致，常见于小儿。

[115～116]①脉涩有力，为气滞血瘀所致，属实证；②脉涩无力，为精伤血亏，津液耗伤所致，属虚证。

[117～118]①痰阻心脉证的主要症状：心悸怔忡，心胸憋闷作痛，痛引肩背内臂，时作时止；疼痛特点：心胸闷痛；伴随症状：体胖痰多，困倦；舌象：苔白腻；脉象：脉沉滑或沉涩。②痰火扰神证的病因病机：火热痰浊侵扰心神；主要症状：心烦，失眠，甚则狂躁妄动，打人毁物，不避亲疏，胡言乱语，哭笑无常，或神昏谵语；伴随症状：发热，口渴，面赤，胸闷，气粗，咳吐黄痰，或喉间痰鸣；脉象：脉滑数；舌象：舌红，苔黄腻；鉴别要点：神志异常以狂躁、谵语、神昏为主，见一派火热证候。

[119～120]①相畏，是指一种药物的毒副作用能被另一种药物所抑制。如生半夏和生南星的毒性能被生姜减轻或消除，所以说生半夏和生南星畏生姜；②相须，是指两种功效相似的药物配合应用，可以增强原有药物的疗效。如麻黄配桂枝，能增强发汗解表、祛风散寒的作用。

[121～122]细辛的用量用法：煎服，1～3g；散剂，每次服0.5～1g。

[123～124]①青黛的功效：清热解毒，凉血消斑，清肝泻火，定惊；②贯众的功效：清热解毒，凉血止血，杀虫。

[125～126]（1）广藿香的主治病证：①湿滞中焦。为芳香化湿之要药；②呕吐。善治湿浊中阻之呕吐；③暑湿

或湿温初起。（2）厚朴的主治病证：①湿阻中焦，脘腹胀满。为消除胀满之要药；②食积气滞，腹胀便秘；③痰饮喘咳；④梅核气。

[127～128] 香附的主治病证：①肝郁气滞胁痛、腹痛。为疏肝解郁、行气止痛之要药；②月经不调，痛经，乳房胀痛。为妇科调经之要药；③气滞腹痛。

[129～130] ①僵蚕的功效：息风止痉，祛风止痛，化痰散结；②天麻的功效：息风止痉，平抑肝阳，祛风通络。

[131～132] 何首乌的功效：①制用：补益精血，固肾乌须；②生用：解毒，截疟，润肠通便。

[133～134] ①赤石脂的功效：涩肠止泻，止血，止带，外用收湿敛疮生肌；②诃子的功效：涩肠止泻，敛肺止咳，利咽开音，下气。

[135～136] ①小青龙汤的主治病证：外寒里饮证。症见恶寒发热，头身疼痛，无汗，喘咳，痰涎清稀量多，胸痞，或干呕，或痰饮喘咳，不得平卧，或身体疼重，头面四肢浮肿，舌苔白滑，脉浮；②桂枝汤的主治病证：外感风寒表虚证。症见恶风发热，汗出头痛，鼻鸣干呕，苔白不渴，脉浮缓或浮弱。

[137～138] ①逍遥散的主治病证：肝郁血虚脾弱证。症见两胁作痛，头痛目眩，口燥咽干，神疲食少，或月经不调，乳房胀痛，脉弦而虚；②半夏

泻心汤的主治病证：寒热错杂之痞证。症见心下痞，但满而不痛，或呕吐，肠鸣下利，舌苔腻而微黄。

[139～140] （1）理中丸的主治病证：①脾胃虚寒证。症见脘腹绵绵作痛，喜温喜按，呕吐，大便稀溏，脘痞食少，畏寒肢冷，口不渴，舌淡苔白润，脉沉细或沉迟无力；②阳虚失血证。便血、吐血、衄血或崩漏等，血色暗淡，质清稀；③脾胃虚寒所致的胸痹，或病后喜唾涎沫，或小儿慢惊风等。（2）小建中汤的主治病证：中焦虚寒，肝脾不和证。症见腹中拘急疼痛，喜温喜按，神疲乏力，虚怯少气，或心中悸动，虚烦不宁，面色无华，或伴四肢酸楚，手足烦热，咽干口燥，舌淡苔白，脉细弦。

[141～142] ①黄芪桂枝五物汤的功效：益气温经，和血通痹；②当归四逆汤的功效：温经散寒，养血通脉。

[143～144] ①固冲汤的主治病证：脾肾亏虚，冲脉不固证。症见猝然血崩，或月经过多，或漏下不止，色淡质稀，头晕肢冷，心悸气短，神疲乏力，腰膝酸软，舌淡，脉微弱；②温经汤的主治病证：冲任虚寒，瘀血阻滞证。症见漏下不止，或血色暗而有块，淋漓不畅，或月经超前或延后，或逾期不止，或一月再行，或经停不至，而见少腹里急，腹满，傍晚发热，手心烦热，唇口干燥，舌质暗红，脉细而涩。亦治妇人宫冷，久不受孕。

[145～146] 血府逐瘀汤中，桃仁破血行滞而润燥，红花活血祛瘀以止

痛，共为君药。

[147～148] ①黄土汤的配伍意义：本证因脾阳不足，统摄无权所致。治则当以温阳止血为主，兼以健脾养血。诸药合用，为温中健脾、养血止血之良剂，具有寒热并用、标本兼顾、刚柔相济的配伍特点，故吴瑭称本方为"甘苦合用，刚柔互济法"（《温病条辨》）；②苓桂术甘汤的配伍意义：本证乃中阳素虚，脾失健运，气化不利，水湿内停所致。仲景云："病痰饮者，当以温药和之"。即治法为温阳化饮，健脾利水。

[149～150] ①木香槟榔丸的功效：行气导滞，攻积泄热；②健脾丸的功效：健脾和胃，消食止泻。

中医临床部分

答案部分：

1	2	3	4	5	6	7	8	9	10
A	E	C	E	E	A	C	C	D	C
11	12	13	14	15	16	17	18	19	20
E	B	A	C	A	C	C	D	C	
21	22	23	24	25	26	27	28	29	30
E	E	B	D	E	C	E	A	B	E
31	32	33	34	35	36	37	38	39	40
A	C	C	E	E	A	C	E	E	E
41	42	43	44	45	46	47	48	49	50
D	D	C	B	E	E	C	D	E	C
51	52	53	54	55	56	57	58	59	60
E	E	B	E	D	A	B	A	E	D
61	62	63	64	65	66	67	68	69	70
B	C	E	D	B	E	E	B	C	E

71	72	73	74	75	76	77	78	79	80
A	D	A	D	C	B	E	E	B	D
81	82	83	84	85	86	87	88	89	90
C	D	A	E	B	E	A	D	E	D
91	92	93	94	95	96	97	98	99	100
D	A	C	A	A	D	B	E	D	A
101	102	103	104	105	106	107	108	109	110
C	C	A	E	B	C	E	B	E	E
111	112	113	114	115	116	117	118	119	120
A	D	E	C	A	D	E	C	B	A
121	122	123	124	125	126	127	128	129	130
E	D	B	D	E	C	E	D	D	A
131	132	133	134	135	136	137	138	139	140
C	D	C	B	A	D	E	C	E	C
141	142	143	144	145	146	147	148	149	150
D	A	E	D	E	A	E	E	D	A

解析部分：

一、A1 型题

1. 外感咳嗽如迁延失治，邪伤肺气，更易反复感邪，而致咳嗽频作，肺脏亦伤，逐渐转为内伤咳嗽。内伤咳嗽，肺脏有病，卫外不强，易受外邪引发或加重，在气候转冷时尤为明显。久则肺脏虚弱，阴伤气耗，由实转虚。

2. 冷哮病，表寒明显，寒热身痛，配桂枝、生姜辛散风寒。

3. 肺痈的病理表现：邪盛的实热证候，脓疡溃后方见阴伤气耗之象。

4. 治疗因脾胃虚寒致胃痛的代表方：黄芪建中汤加减。

5. 治疗因心血瘀阻致胸痹的代表方：血府逐瘀汤加减。

6. 黄疸消退后的调治：湿热留恋，余邪未清时当继续清理湿热，方用茵陈四苓散加减。药用茵陈、黄芩、黄柏清热化湿，茯苓、泽泻、猪苓淡渗分利，白术、苏梗、陈皮化湿行气宽中。

7. 癫狂的病理因素以气、痰、火、瘀为主，且多以气郁为先，继而化火或生痰，日久致瘀，终致心窍蒙蔽或神明被扰，引发神志异常之癫狂。

8. 注意与腹痛相关病因，脏腑经络相关的症状。如寒凝肝脉所致疼痛在少腹，则常牵引睾丸疼痛。

9. 泄泻之寒湿内盛证的治法：芳香化湿，解表散寒。

10. 治疗热秘的代表方：麻子仁丸加减。

11. 治疗血虚头痛的代表方：加味四物汤加减。

12. 中风的诊断要点：具有突然昏仆，不省人事，半身不遂，偏身麻木，口眼㖞斜，言语謇涩等特定的临床表现。轻症仅见眩晕，偏身麻木，口眼㖞斜，半身不遂等。

13. 郁证以忧郁不畅、情绪不宁、胸胁胀满疼痛为主要临床表现，或有易怒易哭，或有咽中如有炙脔，吞之不下，咯之不出的特殊症状。

14. 对血证的治疗可归纳为治火、治气、治血三个原则。

15. 关节疼痛日久，肿胀局限，或见皮下结节者，属痰。

16. 以疾病特征命名者，如烂疔、流注、湿疮等。

17. 发于上部的疾病的发病特点：一般来势迅猛。常见症状有发热恶风，头痛头晕，面红目赤，口干耳鸣，鼻燥咽痛，舌尖红而苔薄黄，脉浮而数。局部红肿宣浮，忽起忽消，根脚收束，肿势高突，疼痛剧烈，溃疡则脓稠而黄。

18. 足太阴脾经的引经药为升麻、苍术、白芍。

19. 透托法用于肿疡已成，毒盛正气不虚，肿疡尚未溃破或溃破后脓出不畅者，多用于实证。

20. 阳和解凝膏用于疮形不红不热、漫肿无头之阴证疮疡未溃者，功效为温经和阳，祛风散寒，调气活血，化痰通络。

21. 疔是一种发病迅速，易于变化而危险性较大的急性化脓性疾病。

22. 痈的特点：局部光软无头，红肿疼痛（少数初起皮色不变），结块范围多为 6～9cm，发病迅速，易肿、易脓、易溃、易敛，或伴有恶寒、发热、口渴等全身症状，一般不会损伤筋骨，也不易造成内陷。

23. 瘰疬之气滞痰凝证的临床表现：多见于瘰疬初期，肿块坚实，无明显全身症状。舌苔薄腻，脉弦滑。

24. 乳痈之热毒炽盛证的治法：清热解毒，托里透脓。

25. 油剂：具有润泽保护、解毒收敛、止痒生肌的作用。适用于亚急性皮肤病中有糜烂、渗出、鳞屑、脓疱、溃疡的皮损。

26. 治疗因肺胃热盛致热疮的代表方：辛夷清肺饮合竹叶石膏汤加减。

27. 治疗因阴虚毒恋致肛痈的代表方：青蒿鳖甲汤合三妙丸加减。

28. 前列腺增生症多见于 55 岁以上的老年患者。

29. 周围血管疾病的肢体肿胀多发生于下肢，静脉瘀滞性肿胀一般为凹陷性水肿，按之较软，愈向远侧愈明显，多伴色素沉着、皮下组织炎症和纤维化、"足靴区"溃疡等，如深静脉血栓形成，下肢深静脉瓣膜功能不全，下肢静脉曲张等。

30. 如阑尾周围脓肿形成后，可先行脓肿穿刺抽脓，注入抗生素（2～3 天抽脓 1 次），用金黄膏或玉露膏外敷。

31. 妊娠脉：轻取流利，中取鼓指，重按不绝。

32. 内热又称"火热内生"，若伤及冲任，迫血妄行，可发为月经先期，月经过多，崩漏，经行吐衄，胎漏，产后恶露不绝，阴疮等病证。

33. 月经过多之虚证多因肾虚、血虚、虚寒导致精血不足，冲任不充，血海不能按时满溢而经迟。

34. 一般认为月经量少于 20ml 为月经过少。

35. 崩漏之肾气虚证的临床表现：经乱无期，出血量多势急如崩，或淋漓日久不净，或由崩而漏，由漏而崩，反复发作，色淡红或淡暗，质清稀，面色晦暗，眼眶暗，小腹空坠，腰脊酸软，舌淡暗，苔白润，脉沉弱。

36. 按盈虚消长规律论治：根据月经产生是肾阴阳转化、气血盈虚变化的结果，经后冲任血海空虚，多从止血后开始以滋肾填精，养血调经为主，常选左归丸或归肾丸或定经汤等先补 3 周左右，第 4 周在子宫蓄经渐盈的基础上改用活血化瘀通经之法，多选桃红四物汤加香附、枳壳、益母草、川牛膝。

37. 痛经之气滞血瘀证的临床表现：经前或经期小腹胀痛拒按，经血量少，行而不畅，血色紫暗有块，块下痛暂减，乳房胀痛，胸闷不舒，舌质紫暗或有瘀点，脉弦。

38. 带下过多之脾虚证的病机：素体脾虚，或饮食所伤，或劳倦过度，或忧思气结，损伤脾气，脾虚运化失司，水谷精微不能上输以化血，反聚而成湿，流注下焦，伤及任、带脉而为带下过多。

39. 安胎之法，以补肾健脾、调理气血为主。

40. 妊娠期间出现腰酸、腹痛、小腹下坠，或伴有少量阴道出血者，称为"胎动不安"。

41. 对于产后血晕之血虚气脱证患者，待其神志清醒之后，应大补气血，方用当归补血汤（《医理真传》）加减。

42. 癥瘕的发生，主要是由于机体正气不足，风寒湿热之邪内侵，或情志因素、房事所伤、饮食失宜，导致脏腑功能失常，气机阻滞，痰血、痰饮、湿浊等有形之邪凝结不散，停聚下腹胞宫，日月相积，逐渐而成。由于病程日久，正气虚弱，气、血、痰、湿互相影响，故多互相兼夹而有所偏重，极少为单纯的气滞、血瘀或痰湿。

43. 治疗因气虚血瘀致慢性盆腔炎的代表方：理冲汤（《医学衷中参西录》）。

44. 肾虚不孕者，若肝郁，则宜配以柴胡、郁金、合欢皮之类以疏肝解郁。

45. 治疗因气虚致子宫脱垂的代表方：补中益气汤加金樱子、杜仲、续断。

46. 小儿体重增长过快常见于肥胖症，体重低于正常均值的 85% 时为营养不良。

47. 10～11 个月婴幼儿扶栏能独脚站，搀扶或扶推车可走几步，能用拇指、食指对捏取物。

48. 小儿乍见异物或骤闻异声时，容易导致惊伤心神，出现夜啼、心悸、惊惕、抽风等病证。

49. 小儿面色青黑、晦暗为肾气衰竭，不论新病久病，皆属危重。

50. 丘疹、疱疹、结痂并见，疱疹内有水液色清者，见于水痘。

51. 捏脊疗法：儿科临床常用于 5 岁以下小儿泄泻、腹痛、厌食、痿证、斜颈等疾病。

52. 治疗因脾肾两虚致胎怯的代表方：保元汤加减。常用黄芪、人参、白术、茯苓补益脾胃，陈皮、甘草理气和中，肉桂、干姜温阳助运。

53. 治疗小儿风寒咳嗽的代表方：金沸草散加减。常用金沸草顺气止咳，前胡、荆芥解表散寒，细辛温经发散，半夏燥湿化痰，茯苓利水除痰。

54. 小儿哮喘之外寒内热证的治法：解表清里，定喘止咳。

55. 小儿厌食之脾胃气虚证的临床表现：不思进食，食而不化，大便偏稀，夹有不消化食物，面色少华，形体偏瘦，肢倦乏力，舌质淡，苔薄白，脉缓无力。

56. 小儿疳积证，若腹胀明显，加枳实、木香理气宽中。

57. 小儿汗证多见于 5 岁以内的小儿。

58. 小儿水肿的发生，外因为感受风邪、水湿或疮毒入侵，内因主要是肺、脾、肾三脏功能失调。

59. 麻疹病毒经口鼻而入，首先犯肺，邪侵肺卫，表卫失和，肺气失宣，而见发热、咳嗽、喷嚏、流涕、眼泪汪汪等，此为初热期。

60. 流行性乙型脑炎（简称乙脑）属于中医学暑温范畴。

61. 经络有抗御病邪，保卫机体的作用：营气行于脉中，卫气行于脉外，随经脉和络脉密布于周身，加强了机体的防御能力，从而起到了抗御外邪，保卫机体的作用。故《灵枢·本藏》曰："卫气和则分肉解利，皮肤调柔，腠理致密矣。"当疾病侵犯时，孙络和卫气发挥了重要的抗御作用。

62. 在骨度分寸定位法中，臀沟至腘横纹的距离为 14 寸；特点为用于确定大腿后部腧穴的纵向距离。

63. 太渊穴的主治病证：①咳嗽、气喘、咽痛、胸痛等肺系疾患；②无脉症；③腕臂痛。

64. 头维穴的主治病证：头痛、眩晕、目痛、迎风流泪等头目病证。

65. 丰隆穴的定位：在小腿外侧，外踝尖上8寸，胫骨前肌外缘；条口旁开1寸。

66. 隐白穴的主治病证：①月经过多、崩漏等妇科病；②癫狂，多梦。

67. 十宣穴的定位：在手指，十指尖端，距指甲游离缘0.1寸（指寸），左右共10穴。

68. 足太阳膀胱经的主治病证：①脏腑病证。如十二脏腑及其相关组织器官病证；②神志病。如癫狂痫等；③头面五官病。如头痛、鼻塞、鼻衄等；④经脉循行部位的其他病证。如项、背、腰、下肢病证等。

69. 申脉穴的主治病证：①头痛，眩晕；②癫狂痫、失眠等神志疾患；③腰腿酸痛。

70. 涌泉穴的主治病证：①昏厥、中暑、小儿惊风、癫狂痫、头痛、头晕、目眩、失眠等急症及神志病证；②咯血、咽喉肿痛、喉痹、失音等肺系病证；③大便难，小便不利；④奔豚气；⑤足心热。

71. 风市穴的定位：在股部，髌底上7寸；直立垂手，掌心贴于大腿时，中指尖所指凹陷中，髂胫束后缘。

72. 灸法具有扶阳固脱的作用。即灸火的热力具有扶助阳气，举陷固脱的功能。《扁鹊心书》记载："真气虚则人病，真气脱则人死，保命之法，灼艾第一。"即阳气下陷或欲脱之危证，皆可用灸法，以扶助虚脱之阳气。

73. 郄穴多用于治疗本经循行部位及所属脏腑的急性病证。一般来说，阴经郄穴多治疗血证，阳经郄穴多治疗急性病证。如孔最治咯血。

74. 三阴交为足三阴经交会穴，能调和与不寐密切相关的肝脾肾三脏。

75. 腕部扭伤的主穴：阿是穴、阳溪、阳池、阳谷。

二、A2 型题

76. 本病为喘证，证属肾虚不纳证。代表方：金匮肾气丸合参蛤散加减。

77. 本病为心悸，证属水饮凌心证。代表方：苓桂术甘汤加减。

78. 本病为痫病，证属心肾亏虚证。治法：补益心肾，潜阳安神。

79. 本病为泄泻，证属湿热伤中证。治法：清热燥湿，分利止泻。

80. 本病为休息痢。代表方：连理汤加减。

81. 本病为鼓胀，证属阴虚水停证。

82. 本病为眩晕，证属肝阳上亢证。治法：平肝潜阳，清火息风。

83. 本病为水肿，证属湿热壅盛证。代表方：疏凿饮子加减。

84. 本病为痛痹。代表方：乌头汤加减。

85. 本病为痈，证属热盛肉腐证。治法：和营清热，透脓托毒。

86. 本病为乳核，证属肝气郁结证。治法：疏肝解郁，化痰散结。

87. 本病为气瘿，证属肝郁气滞证。代表方：四海舒郁丸加减。

88. 本病为湿疮，证属湿热蕴肤证。代表方：龙胆泻肝汤合萆薢渗湿汤加减。

89. 本病为婴儿湿疮。代表方：小儿化湿汤加土茯苓、鱼腥草。

90. 本病为白疕，证属血虚风燥证。治法：养血滋阴，润肤息风。

91. 本病为粉刺，证属肺经风热证。治法：疏风清肺。

92. 本病为红蝴蝶疮，证属脾肾阳虚证。代表方：附桂八味丸合真武汤加减。

93. 本病为子痫，证属湿热下注证。

94. 本病为月经后期，证属虚寒证。治法：扶阳祛寒调经。

95. 本病为月经先后无定期。治法：补肾调经。

96. 本病为月经过少，证属痰湿证。代表方：苍附导痰丸（《叶天士女

科诊治秘方》）。

97. 本病为经间期出血，证属湿热证。代表方：清肝止淋汤（《傅青主女科》）去阿胶、大枣，加小蓟、茯苓。

98. 本病为闭经，证属精血亏虚证。代表方：归肾丸加北沙参、鸡血藤。

99. 本病为经断复来，证属脾虚肝郁证。治法：健脾调肝，安冲止血。

100. 本病为胎漏、胎动不安，证属气血虚弱证。

101. 本病为产后血晕，证属瘀阻气闭证。代表方：夺命散（《妇人大全良方》）加当归、川芎。

102. 本病为癥瘕，证属气滞血瘀证。代表方：香棱丸（《济生方》）加桃仁、瞿麦、八月札、海藻，或大黄䗪虫丸（《金匮要略》）。

103. 本病为胎黄，证属湿热郁蒸证。代表方：茵陈蒿汤加味。常用茵陈、栀子、大黄清热利湿退黄，佐以泽泻、车前子利水化湿，黄芩、金钱草清热解毒。

104. 本病为小儿感冒，证属风寒感冒证。治法：辛温解表。

105. 本病为小儿风寒咳嗽。治法：疏风散寒，宣肺止咳。

106. 本病为小儿热哮。治法：清肺涤痰，止咳平喘。

107. 本病为小儿疳气证。代表方：

资生健脾丸加减。常用党参、白术、山药益气健脾，茯苓、薏苡仁、泽泻健脾渗湿，广藿香、白蔻仁醒脾开胃，山楂、神曲、麦芽消食助运。

108. 本病为小儿汗证，证属气阴亏虚证。代表方：生脉散加减。常用人参或党参益气生津，麦冬养阴清热，五味子收敛止汗，生黄芪益气固表，瘪桃干收敛止汗。

109. 本病为小儿五迟、五软。代表方：加味六味地黄丸加减。常用熟地黄、山茱萸滋养肝肾，鹿茸温肾益精，五加皮强筋壮骨，山药健脾益气，茯苓、泽泻健脾渗湿，牡丹皮凉血活血，麝香活血开窍。

110. 本病为小儿猩红热，证属疹后阴伤证。代表方：沙参麦冬汤加减。常用沙参、麦冬、玉竹清润燥热而滋养肺胃之阴液，天花粉生津止渴，甘草清火和中，扁豆健脾和胃，桑叶清疏肺中燥热。

111. 本病为小儿紫癜，证属风热伤络证。代表方：连翘败毒散加减。常用薄荷、防风、牛蒡子疏风散邪，连翘、山栀、黄芩、升麻清热解毒，玄参、桔梗养阴清热，当归、赤芍、红花养血活血。

112. 若头胀痛、跳痛、掣痛或两侧、巅顶作痛，兼心烦易怒、口苦、脉弦者，为肝阳上亢之头痛，配合太溪、太冲穴。

113. 腰部刺痛，痛有定处，腰部有明显损伤或旧伤史者，为瘀血腰痛，配膈俞、次髎穴。

114. 中经络：若兼肢体麻木，手足拘挛，眩晕耳鸣，舌红，苔少，脉细数者，为阴虚风动，配太溪、风池穴。

115. 哮喘：若喘促气短，动则加剧，喉中痰鸣，痰稀，神疲，汗出，舌淡，苔白，脉细弱者，为肺气虚，配气海穴。

116. 胃脘隐痛喜暖，泛吐清水，神疲肢倦，手足不温，大便溏薄，舌淡苔白，脉虚弱或迟缓者，为脾胃虚寒，配关元、脾俞、胃俞穴。

117. 便秘：大便艰涩，腹部拘急冷痛，畏寒喜暖，小便清长，舌淡苔白，脉沉迟者，为冷秘，配神阙、关元穴。

118. 痛经：小腹隐痛喜按，月经量少色淡，面色无华，舌淡，脉细无力者，为气血虚弱，配气海、脾俞穴。

119. 遗尿：遗出之尿，量少味臊，性情急躁，面赤唇红，或夜间咬牙，唇红，苔黄，脉数有力者，为肝经郁热，配行间、阳陵泉穴。

120. 瘾疹：风疹反复发作，午后或夜间加剧，口干，舌红，少苔，脉细数无力者，为血虚风燥，配脾俞、足三里穴。

三、B1 型题

[121～122] ①哮病之肺脾气虚证的治法：健脾益气，补土生金；②哮病之热哮证的治法：清热宣肺，化痰定喘。

[123～124] ①治疗冷秘的代表方：

温脾汤加减；②治疗阳虚秘的代表方：济川煎加减。

［125～126］辨水肿病变之脏腑，在肺、脾、肾、心、肝之差异。肺水多并见咳逆；肝水多并见胸胁胀满。

［127～128］①以病程长短命名者，如千日疮等；②以传染性命名者，如疫疔等。

［129～130］①有头疽初起未溃：患部红肿，脓头尚未溃破，属火毒凝结证或湿热壅滞证，用金黄膏或千捶膏外敷；②有头疽初起未溃：患部红肿，脓头尚未溃破，属阴虚火炽证或气虚毒滞证，用冲和膏外敷。

［131～132］①气瘿：女性发病率较男性略高。一般多发生在青春期，在流行地区常见于入学年龄的儿童；②肉瘿好发于青年女性及中年人。

［133～134］①治疗因虚寒致月经先期的代表方：温经汤（《金匮要略》）；②治疗因实寒致月经先期的代表方：温经汤（《妇人大全良方》）。

［135～136］①宿有癥瘕，孕后或因气滞，或因寒凝，使瘀阻冲任、子宫、胞脉、胞络，不通则痛，遂致腹痛；②素体阳盛血热或阴虚内热，或孕后过食辛热，或感受热邪，热伤冲任，扰动胎元，致胎动不安。

［137～138］产后恶露不绝：①若肝郁化热，症见恶露量多或少，色深红有块，两胁胀痛，心烦，口苦咽干，舌红苔黄，脉弦数，治宜疏肝解郁，清热凉血；②若产后恶露过期不止，量较多，色紫红，质黏稠，有臭秽气，面色潮红，口燥咽干，舌质红，脉细数，治宜养阴清热止血。

［139～140］①婴幼儿大便呈果酱色，伴阵发性哭闹，常为肠套叠；②婴幼儿大便色泽灰白不黄，多系胆道阻滞。

［141～142］①黄疸较深，足月儿血清总胆红素超过 205.2μmol/L（12mg/dl）；②黄疸较深，早产儿血清总胆红素超过 256.5μmol/L（15mg/dl）。

［143～144］出疹与发热的关系：①幼儿急疹：发热 3～4 天出疹，热退疹出；②风疹：发热 0.5～1 天出疹。

［145～146］①太渊穴的定位：在腕前区，桡骨茎突与舟状骨之间，拇长展肌腱尺侧凹陷中；②鱼际穴的定位：在手外侧，第 1 掌骨桡侧中点赤白肉际处。

［147～148］（1）肺俞穴的主治病证：①咳嗽、气喘、咯血等肺疾；②骨蒸潮热、盗汗等阴虚病证；③皮肤瘙痒、瘾疹等皮肤病证。（2）膈俞穴的主治病证：①呕吐、呃逆、气喘等上逆之证；②贫血、吐血、便血等血证；③瘾疹、皮肤瘙痒等皮肤病证。

［149～150］①手阳明大肠经的原穴是合谷；②手少阳三焦经的原穴是阳池。

考前冲刺 4 套卷（四）答案解析

中医基础部分

答案部分：

1	2	3	4	5	6	7	8	9	10
C	B	E	C	C	B	A	A	D	C
11	12	13	14	15	16	17	18	19	20
A	C	B	D	D	C	E	B	B	E
21	22	23	24	25	26	27	28	29	30
C	A	A	B	B	E	E	C	B	C
31	32	33	34	35	36	37	38	39	40
E	D	D	B	B	C	E	D	A	E
41	42	43	44	45	46	47	48	49	50
E	C	C	A	E	B	E	D	B	D
51	52	53	54	55	56	57	58	59	60
C	D	B	B	D	D	D	D	C	B
61	62	63	64	65	66	67	68	69	70
D	B	A	C	D	E	B	D	A	B
71	72	73	74	75	76	77	78	79	80
A	D	E	B	E	B	B	C	C	D
81	82	83	84	85	86	87	88	89	90
E	A	E	C	A	C	A	C	E	C

91	92	93	94	95	96	97	98	99	100
A	D	D	E	B	D	B	C	C	E
101	102	103	104	105	106	107	108	109	110
C	D	C	B	A	B	C	E	D	B
111	112	113	114	115	116	117	118	119	120
A	B	B	D	E	B	E	D	C	D
121	122	123	124	125	126	127	128	129	130
B	C	E	B	B	A	C	C	B	A
131	132	133	134	135	136	137	138	139	140
D	B	C	A	A	C	B	E	A	D
141	142	143	144	145	146	147	148	149	150
B	A	D	A	D	B	B	A	A	C

解析部分：

一、A1 型题

1. ①症，指疾病的外在表现，即症状；②病，即疾病的简称，指有特定的致病因素、发病规律和病机演变的异常生命过程，具有特定的症状和体征；③证，是机体在疾病发展过程中某一阶段的病机概括，包括病变的部位、原因、性质以及邪正关系，能够反映出疾病发展过程中某一阶段的病机变化的本质，因而它比症状能更全面、更深刻、更准确地揭示出疾病的发展过程和本质。

2. 阴阳制约是指相互对立的阴阳双方，具有相互抑制和约束的特性。如《类经附翼·医易》云："动极者镇之以静，阴亢者胜之以阳"。

3. 五脏阴阳属性，若以上下来分，则心肺在上属阳，心为阳中之阳脏，肺为阳中之阴脏；肝脾肾在下属阴，肝为阴中之阳脏，肾为阴中之阴脏，脾为阴中之至阴。

4. 五色中的"青"则对应五行中的"木"。

5. 泻南补北法：泻心火、补肾水的治法，又称泻火补水法、滋阴降火法，适用于肾阴不足，心火偏旺，水火不济，心肾不交之证。

6. 五脏病变的相互影响和传变：①相生关系的传变，包括"母病及子"和"子病及母"的传变。②相克关系的传变，包括"相乘"和"相侮"传变。

7. 肾为封藏之本：肾的封藏、固摄作用，可以防止精、气、血、津液的过量排泄与亡失。《素问·六节藏象论》云："肾者主蛰，封藏之本。"

8. 肺在体合皮的含义：皮肤是一身之表，被覆在人体的表面，直接和外界环境相接触，包括汗腺、毫毛等皮肤的附属器，又称为"皮毛"，具有防御外邪，调节津液代谢与体温，以及辅助呼吸的作用，故称"肺合皮毛"。

9. 肝性喜条达而恶抑郁的含义：肝属木气，应自然界春生之气，宜保持柔和、舒畅、升发、条达，既不抑郁也不亢奋的冲和之象，才能维持肝的疏泄功能正常。暴怒可致肝气亢奋，出现面红目赤、头胀头痛、心烦易怒等症，思虑抑郁则可致肝气郁结，出现郁郁寡欢、多疑善虑甚或悲伤欲哭等。

10. 脾运失健，口唇见萎黄不泽。

11. 小肠泌别清浊的含义：食糜经过小肠消化，分别（泌别）为水谷精微和食物残渣两个部分；将清者即水谷精微吸收，并将浊者即食物残渣传输于大肠；小肠在吸收水谷精微的同时，也吸收了大量的水液，使无用的水液渗入于膀胱，故称"小肠主液"。

12. 水谷之精化血：所谓"中焦受气取汁，变化而赤，是谓血"（《灵枢·决气》），可知由水谷之精化生的营气和津液是血液生成的主要物质基础。

13. 津能载气以养气。津液也是气的载体之一，无形之气须依附于有形的津液中，并受津液的滋养才不会散失。

若津液大量流失，则随着津液的丢失，气也会脱失，称为气随津脱，或气随液泄。《金匮要略心典》云："吐下之余，定无完气。"

14. 位于下肢内侧中缘的经脉是足厥阴肝经。

15. 冲脉的基本功能：调节十二经气血，故称"十二经脉之海"；冲为血海，有促进生殖之功能，并同妇女的月经有着密切的联系。

16. 经络系统的联络作用，使人体不仅从组织上成为一个不可分离的整体，在生理上亦成为一个协调共济的有机整体。

17. 火热易发肿疡：火热入于血分，可聚于局部，腐蚀血肉，发为痈肿疮疡。其临床表现以疮疡局部红肿热痛为特征。

18. 疫疠邪气致病，多从口鼻侵入人体。

19. 喜则气缓：过喜或暴喜，使心气涣散而不收。神不内守，表现为精神不能集中。

20. 劳力过度指体力劳动负担过重，时间过长，得不到应有的休息以恢复体力，耗气伤血，积劳成疾。表现为少气乏力、神疲消瘦、自汗等症。

21. 结石，是指体内某些部位形成并停滞为病的砂石样病理产物。

22. 阴虚风动，指机体阴液枯竭，无以濡养筋脉，筋脉失养而变生内风的病理变化。临床可见筋挛肉瞤、手足蠕动等动风之症，并常伴有潮热盗汗、五心烦热、低热颧赤等虚热内生之候。

23. 塞因塞用：即以补开塞，指用补益方药来治疗具有闭塞不通症状的病证。适用于体质虚弱，脏腑精气功能减退而出现闭塞症状的真虚假实证。

24. 气滞则疏：气滞指气机郁滞不畅的病理变化，对此当以疏通为主。采用理气、行气、调气、舒气、利气、破气等方法治疗。

25. 前额部疼痛连及眉棱骨者，为阳明经头痛。

26. 纳呆少食，嗳腐食臭，脘腹胀闷者，为饮食不节，停滞胃腑所致，属食滞胃肠证。

27. 厌食，或称恶食，指厌恶食物，甚至恶闻食味的症状。

28. 四肢抽搐，角弓反张，项背强急，两目上视，甚至口噤者，属痉证，为外邪侵袭，壅滞经脉，或热极生风，或久病阴血耗伤，筋脉失养所致，为肝风内动证。

29. 痰白清稀，量较多者，因寒邪阻肺，津凝成痰，或脾阳不足，湿聚为痰而致，属寒痰。

30. 面色淡青或青黑者，属寒证，常伴有剧烈疼痛。

31. 舌两侧，反映肝胆的病变。

32. 苔白如积粉，扪之不燥者，称为积粉苔，常见于瘟疫或内痈等病，为秽浊湿邪与热毒相结而成。

33. 苔薄黄，见于风热表证，或风寒入里化热所致。

34. 呕吐呈喷射状者，为热扰神明，或因头颅外伤，颅内有瘀血、肿瘤等，属实证。

35. 真脏脉是在疾病危重期出现的脉象，真脏脉的特点是无胃、无神、无根。故又称"败脉""死脉""绝脉"等。

36. 紧脉，主寒证、痛证和食积证。

37. 若因真元衰惫，心气亏损，虚阳浮动，亦可致脉气不相顺接而见促脉，但必促而无力。

38. 肿块推之可移，或痛无定处，聚散不定者，为瘕聚，病属气分。

39. 肿处烙手而压痛者，属热证。

40. 虚里按之弹手，洪大而搏，或绝而不应者，证属危候。

41. 肾阴虚证的临床表现：腰膝酸软而痛，头晕，耳鸣，齿松，发脱，男子阳强易举，遗精，早泄，女子经少或经闭，或崩漏，失眠，健忘，口咽干燥，形体消瘦，五心烦热，潮热盗汗，或骨蒸发热，午后颧红，小便短黄，舌红少津，少苔或无苔，脉细数。

42. 肝火犯肺证的临床表现：胸胁灼痛，急躁易怒，头胀头晕，面红目赤，烦热口苦，咳嗽阵作，痰黄稠黏，甚则咯血，舌红，苔薄黄，脉弦数。

43. 血热证的临床表现：口渴面赤，心烦失眠，躁扰不宁，甚或狂乱、神昏谵语，或见各种出血证，如咯血，吐血，衄血，尿血，月经量多，崩漏等，其色深红，或斑疹显露，或为疮痛，舌绛，脉数疾。

44. 肝胃不和证的临床表现：胃脘、胁肋胀满窜痛，呃逆嗳气，吞酸嘈杂，不思饮食，情绪抑郁，善太息，或烦躁易怒，舌淡红，苔薄白或薄黄，脉弦。

45. 咸，有软坚散结、泻下通便作用。一般泻下或润下通便及软化坚硬、消散结块的药物多具有咸味，多用治大便燥结、痰核、瘰疬、瘿瘤、癥瘕痞块等。

46. 白豆蔻的用法用量：煎服，3～6g。入汤剂宜后下。

47. 白芷的功效：解表散寒，祛风止痛，通鼻窍，燥湿止带，消肿排脓。

48. 玄参的主治病证：①温邪入营，内陷心包，温毒发斑；②热病伤阴，津伤便秘，骨蒸劳嗽；③目赤咽痛，瘰疬，白喉，痈肿疮毒。

49. 芦根的主治病证：①热病烦渴；②胃热呕秽，肺热咳嗽，肺痈吐脓；③热淋涩痛。

50. 芒硝的用法用量：内服，10～15g，冲入药汁内或开水溶化后服。外用适量。

51. 苍术的主治病证：①湿阻中焦证；②风湿痹证；③风寒夹湿表证。此外，能明目，治夜盲症及眼目昏涩。

52. 海金沙的功效：利尿通淋，止痛。

53. 肉桂的主治病证：①阳痿，宫冷。为治命门火衰之要药；②腹痛，寒疝；③腰痛，胸痹，阴疽，闭经，痛经；④虚阳上浮。

54. 青皮的主治病证：①肝郁气滞证；②气滞脘腹疼痛；③食积腹痛；④癥瘕积聚，久疟痞块。

55. 麦芽的功效：消食健胃，回乳消胀，疏肝解郁。

56. 槟榔的用法用量：煎服，3～10g。驱杀绦虫、姜片虫30～60g。生用力佳，炒用力缓，鲜者优于陈久者。

57. 川芎的主治病证：①血瘀气滞痛证。为"血中气药"，是治疗血瘀气滞之要药；②头痛，风湿痹痛。为治头痛之要药，前人有"头痛不离川芎"之说。治头痛，无论风寒、风热、风湿、血虚、血瘀均可随证配伍用之。

58. 苦杏仁的性味：苦，微温。有小毒；归经：肺、大肠经。

59. 远志的功效：安神益智，祛痰开窍，消散痈肿。

60. 钩藤的主治病证：①头痛，眩晕；②肝风内动，惊痫抽搐。此外，能清热透邪，用于外感风热、头痛目赤及斑疹透发不畅之证。有凉肝止惊之效，治小儿惊啼、夜啼。

61. 麝香的主治病证：①闭证神昏。为醒神回苏之要药，无论寒闭、热闭皆效；②疮疡肿毒，瘰疬痰核，咽喉肿痛；③血瘀经闭，癥瘕，心腹暴痛，头痛，跌打损伤，风寒湿痹；④难产，死胎，胞衣不下。

62. 蜂蜜的功效：补中，润燥，止痛，解毒。

63. 巴戟天的主治病证：阳痿不举，宫冷不孕，小便频数；风湿腰膝疼痛，肾虚腰膝酸软。

64. 当归的主治病证：①血虚诸证。为补血之圣药；②月经不调，经闭，痛经。为妇科补血调经之要药；③虚寒性腹痛，跌打损伤，痈疽疮疡，风寒痹痛；④血虚肠燥便秘。

65. 石斛的功效：养胃生津，滋阴除热，明目，强腰。

66. 龟甲的主治病证：①阴虚阳亢，阴虚内热，虚风内动；②肾虚骨痿，囟门不合；③阴虚血亏，惊悸，失眠，健忘。此外，能止血，用于阴虚血热、冲任不固之崩漏、月经过多。

67. 桑螵蛸的功效：固精缩尿，补肾助阳。

68. 金樱子的功效：固精缩尿，固崩止带，涩肠止泻。

69. 糊丸黏合力强，质地坚硬，崩解与溶散迟缓，内服可延长药效，减轻剧毒药的不良反应和对胃肠道的刺激。

70. 桂枝汤的功效：解肌发表，调和营卫。

71. 败毒散中人参属佐药，与甘草相配，益气扶正，一则助正气以鼓邪外出，并寓防邪复入之义，二则令全方散中有补，不致耗伤真元。

72. 济川煎的功效：温肾益精，润肠通便。

73. 蒿芩清胆汤的主治病证：少阳湿热证。症见寒热如疟，寒轻热重，口苦膈闷，吐酸苦水，或呕黄涎而黏，甚则干呕呃逆，胸胁胀痛，小便黄少，舌红苔白腻，间现杂色，脉数而右滑左弦。

74. 逍遥散的主治病证：肝郁血虚脾弱证。症见两胁作痛，头痛目眩，口燥咽干，神疲食少，或月经不调，乳房胀痛，脉弦而虚。

75. 竹叶石膏汤中，半夏性温而燥，然麦冬倍量于斯，则温燥之性去而降逆之用存，且无伤津之虞。

76. 仙方活命饮中，金银花性味甘寒，最善清热解毒疗疮，为治疮疡肿毒之要药，重用为君。

77. 清暑益气汤的主治病证：暑热气津两伤证。症见身热汗多，口渴心烦，小便短赤，体倦少气，精神不振，脉虚数。

78. 当归四逆汤的组成：当归、桂枝、白芍、细辛、甘草、通草、大枣。

79. 补中益气汤的配伍意义：本证系饮食劳倦，损伤脾胃，以致脾胃气虚、清阳下陷所致。治宜补中益气，升阳举陷。方中诸药合用，共奏补气升阳、甘温除热之功。

80. 归脾汤的主治病证：①心脾气血两虚证；②脾不统血证。为治疗思虑过度，劳伤心脾，气血两虚之良方。

81. 六味地黄丸中，山茱萸不仅可补养肝肾，并能涩精，取"肝肾同源"之意。

82. 固冲汤的功效：固冲摄血，益气健脾。

83. 天王补心丹的配伍意义：本证多由忧愁思虑太过，暗耗阴血，使心肾两亏，阴虚血少，虚火内扰所致。治当滋阴清热，养血安神。

84. 暖肝煎的主治病证：肝肾不足，寒滞肝脉证。症见睾丸冷痛，或小腹疼痛，疝气痛，畏寒喜暖，舌淡苔白，脉沉迟。

85. 温经汤中，生姜既温胃气以助生化，又助吴茱萸、桂枝以温经散寒。

86. 黄土汤的功效：温阳健脾，养血止血。

87. 首先应辨别风病属性。外风宜疏散，不宜平息；内风宜平息，而忌用辛散。

88. 百合固金汤的主治病证：肺肾阴亏，虚火上炎证。症见咳嗽气喘，痰中带血，咽喉燥痛，头晕目眩，午后潮热，舌红少苔，脉细数。

89. 平胃散的功效：燥湿运脾，行气和胃。

90. 二陈汤中以辛温性燥之半夏为君，燥湿化痰，降逆和胃而止呕。橘红为臣，理气燥湿化痰，使气顺则痰消。两药取陈久者良，既增燥湿化痰之力，又无过燥之弊，方名"二陈"堪寓深意。

91. 半夏白术天麻汤的功效：化痰息风，健脾祛湿。

92. 健脾丸的配伍意义：本证由脾虚食停，郁而生热所致。治宜健脾和胃，消食止泻。

二、B1型题

［93～95］①水的特性：古人称"水曰润下"。"润下"是指水具有滋润和向下的特性。引申为具有寒凉、滋润、向下运行等作用的事物，均归属于"水"；②木的特性：古人称"木曰曲直"。"曲直"是指树的生长形态，为枝干曲直，向上向外周舒展。因而引申为具有生长、升发、条达舒畅等作用的事物，均归属于"木"；③土的特性：古人称"土爰稼穑"。"稼穑"是指农作物的播种和收获。土具有载物、生化的特性，故称土载四行，为万物之母。因而引申为具有生化、承载、受纳等作用的事物，均归属于"土"。

［96～98］①人体的脏腑、经络、形体、官窍，各有不同的生理功能，但都必须在心神的主宰和调节下分工合作，共同完成整体生命活动，故称心为"五脏六腑之大主"；②肺为阳中之阴脏，通于秋气，其性收敛下降；肺居位高以覆诸脏，称之为华盖；肺气以降为顺，顺则五脏六腑之气亦顺，故有"肺为脏之长"之说；③肾为五脏六腑之本，主一身阴阳，为水火之宅，寓真阴（命门之水）而含真阳（命门火）。

［99～100］女子胞的生理功能是主持月经和孕育胎儿。冲脉与肾经并行且与阳明脉相通，能调节十二经气血，

与女子月经排泄关系密切，有"冲为血海"之称；任脉又与胎儿孕育密切相关，故有"任主胞胎"之称。

[101～102]（1）卫气的生理功能：①护卫肌表，防御外邪入侵；②温养脏腑、肌肉、皮毛等；③调节控制汗孔的开合和汗液的排泄，以维持体温的相对恒定。（2）营气的生理功能是营养人体和化生血液两方面。

[103～104]①足太阳膀胱经在足小趾与足少阴肾经交接；②足阳明胃经在足大趾与足太阴脾经交接。

[105～106]①劳神过度，指思虑太过，劳伤心脾而言。思虑劳神过度，则耗伤心血，损伤脾气，可出现心神失养的心悸、健忘、失眠、多梦，及脾不健运的纳呆、腹胀、便溏等症；②房劳过度，指性生活不节，房事过度频繁而言。若房事不节，过度频繁，则耗伤肾精，可见腰膝酸软，眩晕耳鸣，精神萎靡，性功能减退，或遗精、早泄，甚或出现阳痿等症状。

[107～108]①亡阴是指机体由于阴液发生突然性的大量消耗或丢失，而致阴精亏竭，滋养濡润功能丧失，机体功能严重衰竭的一种病理状态。临床多见汗出不止，汗热而黏，手足温，喘渴烦躁，或昏迷谵妄，身体干瘪，皮肤皱折，目眶深陷、脉躁疾无力等症；②亡阳是指机体的阳气发生突然性脱失，而致机体功能突然严重衰竭的一种病理状态。临床多见大汗淋漓，汗稀而凉，肌肤手足逆冷，精神疲惫，神情淡漠，甚则见昏迷，脉微欲绝等症。

[109～110]①隐痛是指不甚剧烈，绵绵不绝，但尚可忍耐的症状。为精血亏损或阳气不足，脏腑经络失养所致，属虚证；②绞痛是指剧烈如刀绞割的症状。因有形实邪（如瘀血、蛔虫、结石等）闭阻气机，或寒邪凝滞气机所致，属实证、寒证。

[111～112]①两眦血络：称为血轮，属心；②眼睑：称为肉轮，属脾。

[113～114]①胖大舌：因津液输布障碍，水湿之邪停滞于体内而致。属水湿、痰饮证；②裂纹舌：因热盛阴液大伤，或阴血不足，使舌体失于濡润，舌面萎缩所致。主热盛伤津、阴液亏虚、血虚证。

[115～116]①虚证既有阴、阳、气、血、精、津液之不足，又有各脏腑之虚证，临床表现各不相同。一般见于体弱多病之人，临床表现可见神疲乏力，气短声低，疼痛势缓喜按，舌嫩，苔少或无苔、脉无力等；②寒证的临床表现：恶寒，畏寒，冷痛，喜暖，口淡不渴，肢冷蜷卧，痰、涎、涕清稀，小便清长，大便稀溏，面色白，舌淡，苔白而润，脉紧或迟等。

[117～118]肝火炽盛证与肝阳上亢证的鉴别要点：二者均可见肝的热证。但前者纯属火热过盛的实证，多因火热之邪侵扰，或气郁化火所致，以发热、口渴、便干尿黄、舌红脉数等实热证为主要表现；后者为用阳太过，阳亢耗阴，上盛下虚的虚实夹杂证，以眩晕、面赤、烦躁、头重脚轻、腰膝酸软等为主要表现。

［119～120］（1）桂枝的主治病证：①风寒感冒。对外感风寒，不论表实无汗、表虚有汗，均可使用；②寒凝血滞所致诸痛证；③痰饮，蓄水证；④心悸。（2）辛夷的主治病证：①风寒感冒；②头痛鼻塞，鼻渊。

［121～122］（1）地骨皮的主治病证：①阴虚发热，盗汗骨蒸。善清虚热，除有汗之骨蒸；②肺热咳嗽；③血热出血证。此外，本品于清热除蒸泻火之中，尚生津止渴，可治内热消渴。（2）牡丹皮的主治病证：①温毒发斑，血热吐衄；②温病伤阴，阴虚发热，夜热早凉，无汗骨蒸。为治无汗骨蒸之要药；③血滞经闭，痛经，跌打伤痛；④痈肿疮毒。

［123～124］番泻叶的用法用量：温开水泡服，1.5～3g。煎服，2～6g，宜后下。

［125～126］①附子的用法用量：煎服，3～15g，本品有毒，宜先煎0.5～1小时，至口尝无麻辣感为度；②吴茱萸的用法用量：煎服，1.5～4.5g。外用适量。

［127～128］应用使君子的注意事项：大量服用能引起呃逆、眩晕、呕吐、腹泻等反应；若与热茶同服，亦能引起呃逆、腹泻，故服用时应忌饮茶。

［129～130］（1）地榆的主治病证：①血热出血证。尤宜治疗下焦血热的便血、痔血等；②烫伤、湿疹、疮疡痈肿。为治烫伤之要药。（2）三七的主治病证：①出血证。有止血不留瘀、化瘀不伤正之特点；②跌打损伤，瘀滞肿痛。为伤科之要药。此外，有补虚强

壮的作用，民间用其治虚损劳伤。

［131～132］①使用麝香的注意事项：孕妇禁用；②使用冰片的注意事项：孕妇慎用。

［133～134］①龟甲的功效：滋阴潜阳，益肾健骨，养血补心，凉血止血；②鳖甲的功效：滋阴潜阳，退热除蒸，软坚散结。

［135～136］大黄牡丹汤中的桃仁可活血破瘀，合牡丹皮则散瘀消肿。大黄苦寒攻下，泻热逐瘀，涤荡肠中湿热瘀结之毒；牡丹皮苦辛微寒，清热凉血，活血散瘀。两药合而泻热破瘀，为君药。

［137～138］①白虎汤的功效：清热生津；②竹叶石膏汤的功效：清热生津，益气和胃。

［139～140］芍药汤中大黄苦寒沉降，合黄芩、黄连则清热燥湿之功著，合当归、白芍则活血行气之力彰，其泻下通腑作用可导湿热积滞从大便而去，属"通因通用"之法。

［141～142］玉屏风散中佐以防风走表而散风御邪。黄芪得防风，则固表而不留邪；防风得黄芪，则祛风而不伤正。

［143～144］肾气丸中泽泻、茯苓利水渗湿，配桂枝则善温化痰饮，牡丹皮伍桂枝则可调血分之瘀滞，此三味寓泻于补，俾邪去而补药得力，并制诸滋阴药助湿碍邪，俱为佐药。

［145～146］①半夏厚朴汤中的茯苓可渗湿健脾，以助半夏化痰，符合

"治痰不理脾胃非其治也"之说；②梅核气因痰气互结于咽喉，故半夏厚朴汤以苏叶芳香行气，理肺疏肝，助厚朴行气宽胸，宣通郁结之气。

[147～148]①清燥救肺汤的功效：清肺润燥，益气养阴；②桑杏汤的功效：清宣温燥，润肺止咳。

[149～150]①甘露消毒丹的主治病证：湿温时疫，邪在气分，湿热并重证。症见发热倦怠，胸闷腹胀，肢酸咽痛，身目发黄，颐肿口渴，小便短赤，泄泻淋浊，舌苔白或厚腻或干黄，脉濡数或滑数；②三仁汤的主治病证：湿温初起或暑温夹湿之湿重于热证。症见头痛恶寒，身重疼痛，肢体倦怠，面色淡黄，胸闷不饥，午后身热，苔白不渴，脉弦细而濡。

中医临床部分

答案部分：

1	2	3	4	5	6	7	8	9	10
E	B	C	A	D	D	C	D	D	A
11	12	13	14	15	16	17	18	19	20
B	E	E	C	E	C	B	B	E	A
21	22	23	24	25	26	27	28	29	30
B	D	D	B	A	C	A	C	B	D
31	32	33	34	35	36	37	38	39	40
E	C	B	B	D	C	C	D	C	A
41	42	43	44	45	46	47	48	49	50
C	B	E	B	A	A	B	C	D	D
51	52	53	54	55	56	57	58	59	60
B	E	E	B	C	A	E	C	A	B
61	62	63	64	65	66	67	68	69	70
C	C	E	E	C	C	B	B	E	E

71	72	73	74	75	76	77	78	79	80
B	A	D	C	A	D	A	D	C	E
81	82	83	84	85	86	87	88	89	90
C	E	E	B	A	E	E	C	B	C
91	92	93	94	95	96	97	98	99	100
D	D	A	E	A	C	B	B	A	C
101	102	103	104	105	106	107	108	109	110
D	E	E	C	A	A	E	A	C	D
111	112	113	114	115	116	117	118	119	120
B	A	C	D	B	B	B	D	C	D
121	122	123	124	125	126	127	128	129	130
B	D	D	C	C	A	C	A	D	B
131	132	133	134	135	136	137	138	139	140
C	E	C	E	D	A	C	A	D	A
141	142	143	144	145	146	147	148	149	150
B	A	D	E	D	A	C	B	B	A

解析部分：

一、A1 型题

1. 哮喘"夙根"论的实质，主要在于脏腑阴阳失调，素体偏盛偏虚，对津液的运化失常，肺不能布散津液，脾不能输化水精，肾不能蒸化水液，而致凝聚成痰，若痰伏于肺则成为潜在的病理因素。

2. 若热病后期损及心阴而心悸者，以生脉散加减，有益气养阴补心之功。

3. 咳嗽的基本病机为邪犯于肺，肺气上逆。

4. 肺痈的治疗：以祛邪为原则，采用清热解毒，化瘀排脓的治法。

5. 对于因肾阳虚衰致泄泻的患者，若脾虚肾寒不著，反见心烦嘈杂，大便夹有黏胨，表现为寒热错杂之证候，可改服乌梅丸。

6. 胸痹发展趋势，由标及本，由轻转剧。轻者多为胸阳不振，阴寒之邪上乘，阻滞气机，临床表现为胸中气塞、短气；重者则为痰瘀交阻，壅塞胸中，气机痹阻，临床表现为不得卧，心痛彻背。

7. 不寐之虚证多由心脾两虚，心虚胆怯，心肾不交，水火不济，心神失养，阴虚不能纳阳而发。

8. 虚寒痢的治法：温补脾肾，收涩固脱。

9. 治疗因痰火扰神致痫病的代表方：龙胆泻肝汤合涤痰汤加减。

10. 腹痛之肝郁气滞证的治法：疏肝解郁，理气止痛。

11. 治疗因肺热津伤致消渴的代表方：消渴方加减。

12. 胁痛初病在气，由肝郁气滞，气机不畅而致胁痛。

13. 对于因风阳上扰致中风的患者，若夹有痰浊，胸闷，恶心，苔腻，可加胆南星、郁金。

14. 治疗因脾阳虚衰致水肿的代表方：实脾饮加减。

15. 治疗因胃热壅盛致吐血的代表方：泻心汤合十灰散加减。

16. 中医外科学范畴中的痰：是指发于皮里膜外、筋肉骨节之间，或软或硬，或按之有囊性感的包块，多为阴证。

17. 本属阳证，若临床上给服大量苦寒泻火之剂，外敷清凉消肿解毒之药（或者使用大量抗菌药物后），红热疼痛等急性症状消失，炎症局限，逐渐形成一个稍红微热隐痛的木硬肿块，消之不散，亦不作脓，这是阳转为半阴半阳证的表现。

18. 寒肿：肿而不硬，皮色不泽，苍白或紫暗，皮肤清冷，常伴有酸痛，得暖则舒。常见于冻疮、脱疽等。

19. 疮顶突然陷黑无脓，四周皮肤暗红，肿势扩散，多为疔疮走黄之象。

20. 清气分热适用于局部色红或皮色不变、灼热肿痛的阳证，或皮肤病之皮损焮红灼热，脓疱、糜烂，并伴壮热烦躁，口干喜冷饮，溲赤便干，舌质红，苔黄腻或黄糙，脉洪数者，如颈痈，流注，接触性皮炎，脓疱疮等。

21. 凡外疡初起，肿块局限者，一般宜用消散药。

22. 疖的特点：肿势局限，范围多在 3cm 左右，突起根浅，色红、灼热、疼痛，易脓、易溃、易敛。

23. 有头疽总由外感风温、湿热，内有脏腑蕴毒，内外邪毒互相搏结，凝聚肌肤，以致营卫不和，气血凝滞，经络阻隔而成。

24. 乳核是发生在乳房部最常见的良性肿瘤。相当于西医的乳腺纤维腺瘤。其特点是好发于 20~25 岁青年妇女，乳中结核，形如丸卵，质地坚实，边界清楚，表面光滑，推之活动。

25. 毛细血管瘤，多在出生后 1~2 个月内出现，部分在 5 岁左右自行消失，多发生在颜面、颈部，可单发，也可多发。

26. 风团：为皮肤上局限性水肿隆起。常突然发生，迅速消退，不留任何痕迹，发作时伴有剧痒。

27. 白疕（寻常型）的皮损特点：皮损初起为针头大小的丘疹，逐渐扩大为绿豆、黄豆大小的淡红色或鲜红色丘疹或斑丘疹，可融合成形态不同的斑片，边界清楚，表面覆盖多层干燥银白色鳞屑，刮除鳞屑则露出发亮的半透明的薄膜，再刮除薄膜，出现多个筛状出血点。

28. 气滞血瘀证，多见于盘状局限型及亚急性皮肤型红斑狼疮。

29. 治疗因气滞血瘀致肛裂的代表方：六磨汤加红花、桃仁、赤芍等。

30. 治疗因肾阴亏虚致前列腺增生症的代表方：知柏地黄丸加丹参、琥珀、王不留行、地龙等。

31. 冲、任、督三脉同起于胞中，一源而三歧。带脉环腰一周，络胞而过。冲、任、督在下腹部的循经路线正是女性生殖器官所在部位，冲、任、督、带脉之经气参与月经产生的活动。

32. 肾气虚，摄纳或系胞无力，则致胎动不安、子宫脱垂。

33. 心火偏亢，肾水不足，则水火失济，出现脏躁、产后抑郁等。

34. 月经病可分虚实两类论治，治疗虚证月经病多以补肾扶脾养血为主，治疗实证月经病多以疏肝理气活血为主。

35. 月经过少应从月经的色、质，有无腹痛，结合全身症状及舌脉以辨虚实。本病治疗，虚者重在补肾滋肾，或濡养精血以调经，不可妄行攻破，以免重伤精血；实者宜活血通利，佐以温经、行气、祛痰，中病即止，不可过量久用。虚实错杂者，宜攻补兼施。

36. 对于围经期崩漏患者，尽快消除因崩漏造成的贫血和虚弱症状。可选大补元煎或人参养荣汤以健脾益气养血而善其后。

37. 闭经之气滞血瘀证：七情所伤，肝失疏泄，气行则血行，气结则血滞，瘀血阻于脉道，或经行之际，感受寒邪，血受寒则凝，瘀阻冲任，血不得下，血海不能满溢，而致闭经。

38. 治疗因脾虚肝郁致经断复来的代表方：安老汤（《傅青主女科》）。

39. 凡妊娠 12 周内，胚胎自然殒堕者，称为"堕胎"。

40. 胎元饮（《景岳全书》）：人参、白术、炙甘草、当归、白芍、熟地黄、杜仲、陈皮。

41. 《金匮要略·妇人产后病脉证治》曰："新产妇人有三病，一者病痉，二者病郁冒，三者大便难。"

42. 治疗产后发热之外感风寒证的代表方：荆穗四物汤加紫苏叶。

43. 产后血性恶露持续 10 天以上，仍淋漓不尽者，则称为"产后恶露不绝"。

44. 急性盆腔炎发病急，病情重，

病势凶险。病因以热毒为主，兼有湿、瘀，故临证以清热解毒为主，祛湿化瘀为辅。

45. 治疗因肾阳虚致不孕症的代表方：温胞饮。

46. 临床可用以下公式推算 2 岁后至 12 岁儿童的身高：身高（cm）= 70 + 7×年龄。

47. 2 岁以内乳牙颗数可用以下公式推算：乳牙数 = 月龄 – 4（或 6）。

48. 小儿发病容易，突出表现在肺、脾、肾系疾病及传染病等方面。

49. 小儿目眶凹陷，啼哭无泪，是阴津大伤。

50. 新生儿牙龈上有白色斑块、斑点，称为马牙。

51. 治疗流行性乙型脑炎所用清热解毒药中，生石膏、板蓝根等的用量可超过成人一般剂量。

52. 我国有给初生儿祛除胎毒的传统方法，给新生儿服用少量具有清热解毒作用的药液，可以减少发病。常用的方法有：银花甘草法；豆豉法，适用于脾胃薄弱者；黄连法，胎禀气弱者勿用；大黄法，胎粪通下后停服，脾虚气弱者勿用。

53. 导致新生儿病理性黄疸形成的原因很多，主要为胎禀湿蕴，如湿热郁蒸、寒湿阻滞，久则气滞血瘀。

54. 小儿神气懦弱，肝气未盛，感邪之后，热扰心肝，易致心神不安，睡卧不实，惊惕抽风，此为感冒夹惊。

55. 小儿厌食之脾胃阴虚证的治法：滋脾养胃，佐以助运。

56. 五迟、五软之心脾两虚证的临床表现：语言发育迟滞，精神呆滞，智力低下，头发生长迟缓，发稀萎黄，四肢痿软，肌肉松弛，口角流涎，吮吸咀嚼无力，或见弄舌，纳食欠佳，大便秘结，舌质胖，苔少，脉细缓，指纹色淡。

57. 治疗因邪入肺胃致小儿麻疹的代表方：清解透表汤加减。常用金银花、连翘、桑叶、菊花清凉解毒，西河柳、葛根、蝉蜕、牛蒡子发表透疹，升麻清胃解毒透疹。

58. 小儿痄腮之热毒壅盛证的治法：清热解毒，软坚散结。

59. 治疗乙脑急性期邪入营血证的代表方：犀角地黄汤合增液汤加减。常用水牛角、鲜生地黄清解血分热毒，牡丹皮、赤芍清热凉血、活血散瘀，玄参、麦冬、生地黄增液养阴。

60. 夏季热多见于 6 个月至 3 岁的婴幼儿，5 岁以上者少见。

61. 督脉的别络，从尾骨下长强穴分出后，散布于头部，并走向背部两侧的足太阳膀胱经。

62. 腧穴的特殊作用，指某些腧穴具有双向的良性调整作用和相对的特异性治疗作用。所谓双向的良性调整作用，指同一腧穴对机体不同的病理状态，可以起到两种相反而有效的治疗作用。如"天枢"可治泄泻，又可治便秘；"内关"在心动过速时可减慢心率，在心动过缓时，又可提高心率。

63. 外展上臂时肩峰前下方的凹陷中取肩髃穴。

64. 迎香穴的主治病证：①鼻塞、鼽衄等鼻病；②口㖞、面痒等面部病证；③胆道蛔虫病。

65. 隐白穴归属的经脉是足太阴脾经。

66. 阴陵泉穴的主治病证：①腹胀、腹泻、水肿、黄疸等脾湿证；②小便不利、遗尿、尿失禁等泌尿系统疾患；③膝痛、下肢痿痹等下肢病证；④阴部痛、痛经、带下、遗精等妇科和男科病证。

67. 肝俞穴的定位：在脊柱区，第 9 胸椎棘突下，后正中线旁开 1.5 寸。

68. 肩髎穴的定位：在三角肌区，肩峰角与肱骨大结节两骨间凹陷中。

69. 神庭穴的定位：在头部，前发际正中直上 0.5 寸。

70. 膝眼穴的定位：屈膝，在髌韧带两侧凹陷处，在内侧的称为内膝眼，在外侧的称为外膝眼。

71. 表里经配穴法：如肝病取期门、太冲配阳陵泉。期门、太冲属足厥阴肝经；阳陵泉属足少阳胆经。此二经相表里，故为表里经配穴法。

72. 手少阳三焦经的募穴：石门。

73. 治疗腰痛的主穴：大肠俞、阿是穴、委中。

74. 治疗虚秘的主穴：足三里、脾俞、气海，兼阴伤津亏者加照海、太溪。

75. 中极、膀胱俞为膀胱之俞募配穴，可振奋膀胱气化功能。

二、A2 型题

76. 本病为阴虚感冒。治法：滋阴解表。

77. 本病为心悸，证属心虚胆怯证。治法：镇惊定志，养心安神。

78. 本病为癫证，证属心脾两虚证。

79. 本病为胃痛，证属瘀血停胃证。代表方：失笑散合丹参饮加减。

80. 本病为寒湿痢。治法：温中燥湿，调气和血。

81. 本病为血虚秘。代表方：润肠丸加减。

82. 本病为黄疸，证属寒湿阻遏证。代表方：茵陈术附汤加减。

83. 本病为郁证，证属心神失养证。代表方：甘麦大枣汤加减。

84. 本病为吐血，证属肝火犯胃证。治法：泻肝清胃，凉血止血。

85. 本病为丹毒，证属湿热毒蕴证。

86. 本病为瘰疬，证属气血两虚证。治法：益气养血。

87. 本病为乳岩，证属冲任失调证。治法：调摄冲任，理气散结。

88. 本病为婴儿湿疮。方药：消风导赤汤加减。

89. 本病为瘾疹，证属胃肠湿热证。代表方：防风通圣散加减。

90. 粉刺之脓肿、囊肿、结节较甚者，可外敷金黄膏，每日 2 次。

91. 本病为脱肛，证属脾虚气陷证。代表方：补中益气汤加减。

92. 本病为臁疮，证属湿热下注证。治法：清热利湿，和营解毒。

93. 本病为重度烧伤，证属阴伤阳脱证。代表方：四逆汤、参附汤合生脉散加味。

94. 本病为月经先期，证属肾气虚弱证。代表方：固阴煎。

95. 本病为崩漏，证属肾阳虚弱证。代表方：右归丸（《景岳全书》）加党参、黄芪、三七。

96. 本病为痛经，证属肾气亏损证。治法：补肾益精，养血止痛。

97. 本病为经行泄泻，证属肾虚证。代表方：健固汤（《傅青主女科》）合四神丸（《证治准绳》）。

98. 本病为绝经前后诸症，证属肾阴阳俱虚证。代表方：二仙汤（《中医方剂临床手册》）合二至丸加何首乌、龙骨、牡蛎。

99. 妊娠恶阻经治未愈，呕吐剧烈，持续日久，变为干呕或呕吐苦黄水甚则血水，精神萎靡，形体消瘦，眼眶下陷，双目无神，四肢乏力，或发热口渴，尿少便秘，唇舌干燥，舌质红，苔薄黄而干或光剥，脉细滑数无力，为气阴两虚之象。治宜益气养阴，和胃止呕，方用生脉散合增液汤（《温病条辨》）。

100. 本病为不孕症，证属肝气郁结证。代表方：开郁种玉汤（《傅青主女科》）。

101. 本病为阴挺，证属气虚证。治法：补中益气，升阳举陷。

102. 本病为阴痒，证属肝肾阴虚证。治法：滋阴补肾，清肝止痒。

103. 本病为胎怯，证属肾精薄弱证。代表方：补肾地黄丸加减。常用紫河车、熟地黄、枸杞子、杜仲益肾充髓，鹿角胶、肉苁蓉补肾温阳，茯苓、山药健脾。

104. 本病为小儿阴虚咳嗽。代表方：沙参麦冬汤加减。常用沙参清肺火、养肺阴，麦冬、生地黄、玉竹清热润燥，天花粉、甘草生津保肺，桑白皮、炙款冬花、炙枇杷叶宣肃肺气。

105. 本病为小儿肺炎喘嗽，证属毒热闭肺证。治法：清热解毒，泻肺开闭。

106. 本病为小儿泄泻，证属阴竭阳脱证。代表方：生脉散合参附龙牡救逆汤加减。

107. 本病为小儿积滞，证属乳食内积证。治法：消乳化食，和中导滞。

108. 本病为小儿五迟、五软，证属心脾两虚证。治法：健脾养心，补益气血。

109. 本病为小儿麻疹，证属邪入肺胃证。治法：清凉解毒，透疹达邪。

110. 本病为小儿风疹，证属邪犯肺卫证。代表方：银翘散加减。常用金银花、连翘、淡竹叶清热解表，牛蒡子疏风清热，与桔梗、甘草配伍清利咽喉、宣肺止咳，荆芥、薄荷、淡豆豉发汗解表、透疹祛邪，使邪热由肌表而去。

111. 本病为小儿水痘，证属邪炽气营证。

112. 落枕：项背部强痛，低头加重，项背部压痛明显者，病在督脉、足太阳膀胱经者配大椎、束骨穴。

113. 痹证：若痛无定处，舌质淡，苔薄白，脉浮，为行痹，配膈俞、血海穴。

114. 中风：兼头重如裹，视物旋转，舌淡，苔白腻，脉弦滑者，为痰湿中阻，配头维、中脘、丰隆穴。

115. 感冒：若恶寒重，发热轻或不发热，无汗，喷嚏，苔薄白，脉浮紧，为风寒感冒，配风门、肺俞穴。

116. 胃痛：胃脘灼热隐痛，似饥而不欲食，口燥咽干，大便干结，舌红少津，脉细数，为胃阴不足，配胃俞、三阴交、内庭穴。

117. 腹泻：若大便时溏时泻，迁延反复，稍进油腻食物则便次增多，面黄神疲，舌淡苔白，脉细弱，为脾气虚弱，配脾俞、太白穴。

118. 崩漏：出血量多，色紫红而黏腻，兼带下量多，苔黄腻，脉濡数者，为湿热，配中极、阴陵泉穴。

119. 瘾疹：若风团色白，遇风寒加重，舌淡，苔薄白，脉浮紧，为风寒束表，配风门、肺俞穴。

120. 耳鸣耳聋：兼耳闷胀，畏寒，发热，舌红，苔薄，脉浮数者，为外感风邪，配外关、合谷穴。

三、B1 型题

[121 ~ 122] ①胸部闷重而病轻，兼见胸胁胀满，善太息，憋气，苔薄白，脉弦者，多属气滞；②胸部刺痛固定不移，痛有定处，夜间多发，舌紫暗或有瘀斑，脉结代或涩，多由心脉瘀滞导致。

[123 ~ 124] ①泄泻之寒湿内盛证，若外感寒湿，饮食生冷，腹痛，泻下清稀，可用纯阳正气丸温中散寒，理气化湿；②泄泻之湿热伤中证，若在夏暑之间，症见发热头重，烦渴自汗，小便短赤，脉濡数，可用新加香薷饮合六一散表里同治，解暑清热，利湿止泻。

[125 ~ 126] ①治疗因胆腑郁热致黄疸的代表方：大柴胡汤加减；②治疗黄疸之热重于湿证的代表方：茵陈五苓散合甘露消毒丹加减。

[127 ~ 128] ①痈是指发生于体表皮肉之间的急性化脓性疾病；②有头疽

是发生于肌肤间的急性化脓性疾病。

[129～130] ①乳癖好发于 25～45 岁女性。月经期乳房疼痛、胀大，有大小不等的结节状或片块状肿块，边界不清，质地柔韧，常为双侧性。肿块和皮肤不粘连；②乳核多见于 20～25 岁的女性，肿块多发生于一侧，形如丸卵，表面坚实光滑，边界清楚动度好，可推移。病程进展缓慢。

[131～132] ①鼻部有脓疱者，可选用四黄膏外涂，每天 2～3 次；②鼻部有红斑、丘疹者，可选用一扫光或颠倒散洗剂外搽，每天 3 次。

[133～134] ①治疗因阳盛血热致月经先期的代表方：清经散（《傅青主女科》）；②治疗因心脾两虚致月经先期的代表方：归脾汤（《济生方》）。

[135～136] ①治疗因脾虚致崩漏的代表方：举元煎合安冲汤加减；②治疗因虚热致崩漏的代表方：上下相资汤（《石室秘录》）。

[137～138] 急性盆腔炎之热毒炽盛证的治疗：①若带下臭秽，加椿根皮、黄柏、茵陈；②若盆腔形成脓肿者，加大血藤、皂角刺、白芷，或配合切开排脓等。

[139～140] ①小儿热性病见剥苔，多为阴伤津亏所致；②小儿舌苔花剥，状如地图，时隐时现，经久不愈，多为胃之气阴不足所致。

[141～142] 小儿厌食的治法：①脾失健运证：调和脾胃，运脾开胃；②脾胃气虚证：健脾益气，佐以助运。

[143～144] ①发为血之余、肾之苗，若肾气不充，血虚失养，见发迟或发稀而枯；②脾气不足，则见口软乏力，咬嚼困难，肌肉软弱，松弛无力。

[145～146] ①手三里穴的主治病证：肩臂痛麻、上肢不遂等上肢病证；腹胀、泄泻等肠腑病证；齿痛，颊肿。②臂臑穴的主治病证：肩臂疼痛；瘰疬；颈项拘挛；目赤肿痛，目不明。

[147～148] ①刺络法，多用于曲泽、委中等穴，治疗急性吐泻，疼痛，中暑，发热等；②挑刺法，常用于肩周炎，胃痛，颈椎综合征，失眠，支气管哮喘，血管神经性头痛等。

[149～150] ①次髎为治疗痛经的经验穴；②隐白为脾经的井穴，可健脾统血，是治疗崩漏的经验穴。